Bassel Alsaeed

Evaluierung der Entzündung bei kraniofazialen perkutanen Implantaten

Bassel Alsaeed

Evaluierung der Entzündung bei kraniofazialen perkutanen Implantaten

Analyse der Sulkusflüssigkeits-Flussrate (SFFR), der Hämoglobin und der Entzündungsmarker IL-6 und Calprotectin

Südwestdeutscher Verlag für Hochschulschriften

Impressum / Imprint
Bibliografische Information der Deutschen Nationalbibliothek: Die Deutsche Nationalbibliothek verzeichnet diese Publikation in der Deutschen Nationalbibliografie; detaillierte bibliografische Daten sind im Internet über http://dnb.d-nb.de abrufbar.
Alle in diesem Buch genannten Marken und Produktnamen unterliegen warenzeichen-, marken- oder patentrechtlichem Schutz bzw. sind Warenzeichen oder eingetragene Warenzeichen der jeweiligen Inhaber. Die Wiedergabe von Marken, Produktnamen, Gebrauchsnamen, Handelsnamen, Warenbezeichnungen u.s.w. in diesem Werk berechtigt auch ohne besondere Kennzeichnung nicht zu der Annahme, dass solche Namen im Sinne der Warenzeichen- und Markenschutzgesetzgebung als frei zu betrachten wären und daher von jedermann benutzt werden dürften.

Bibliographic information published by the Deutsche Nationalbibliothek: The Deutsche Nationalbibliothek lists this publication in the Deutsche Nationalbibliografie; detailed bibliographic data are available in the Internet at http://dnb.d-nb.de.
Any brand names and product names mentioned in this book are subject to trademark, brand or patent protection and are trademarks or registered trademarks of their respective holders. The use of brand names, product names, common names, trade names, product descriptions etc. even without a particular marking in this works is in no way to be construed to mean that such names may be regarded as unrestricted in respect of trademark and brand protection legislation and could thus be used by anyone.

Coverbild / Cover image: www.ingimage.com

Verlag / Publisher:
Südwestdeutscher Verlag für Hochschulschriften
ist ein Imprint der / is a trademark of
AV Akademikerverlag GmbH & Co. KG
Heinrich-Böcking-Str. 6-8, 66121 Saarbrücken, Deutschland / Germany
Email: info@svh-verlag.de

Herstellung: siehe letzte Seite /
Printed at: see last page
ISBN: 978-3-8381-2457-5

Zugl. / Approved by: Berlin, Charité - Universitätsmedizin, Diss. , 2010

Copyright © 2013 AV Akademikerverlag GmbH & Co. KG
Alle Rechte vorbehalten. / All rights reserved. Saarbrücken 2013

Danksagung

Mein Dank gilt in erster Linie meinen beiden Betreuern Prof. Dr. Dr. Martin Klein (Klinik für Mund-, Kiefer-, Gesichtschirurgie, Charité Universitätsmedizin Berlin, Campus Virchow-Klinikum) und PD Dr. Andreas Kage (Technische Universität Berlin, Institut für medizinische Biochemie), die mich in die Wissenschaft eingeführt haben. Ihre große Hilfs- und Diskussionsbereitschaft sowie fachliche Kompetenz, gepaart mit größtem Engagement, waren für das Zustandekommen dieser Arbeit unersetzlich.

Dank gilt auch Frau Ute Kruse-Boitschenko (MTA) und Frau Kathleen Grüttner (MTA bei Dr. Kage) für die hilfreiche Unterstützung bei der technischen Durchführung der Laborarbeit und die ausgesprochen angenehme Atmosphäre bei unserer Zusammenarbeit.

Darüber hinaus möchte ich mich auch herzlich bei Frau Yvonne Motzkus und Frau Kerstin Menzel (Epithetikerinmen im Virchow-Klinikum) für ihre Kooperation beim Management der Patientenuntersuchungen und der Terminvergabe bedanken. Dank gilt auch allen Kollegen, die mir in Gesprächen und Diskussionen geholfen und meinen Horizont im Bereich Epithetik sowie Periimplantitis erweitert haben. Besonderen Dank möchte ich auch OA Dr. Dr. Horst Menneking und Dr. Oliver Schwerdtner aus unserer Klinik sowie Dr. Stefan Hägewald aus der Abteilung für Parodontologie und Dr. Konrad Neumann für seine statistische Beratung aussprechen.

Selbstverständlich möchte ich mich auch bei meinen Lehrern und Kollegen in meiner Fakultät für Zahnmedizin und den Zuständigen in der Aleppo-Universität (Syrien) bedanken, an der ich mein Hauptstudium absolviert und von der ich die finanzielle Unterstützung für die Weiterbildung und Durchführung der Doktorarbeit erhalten habe.

INHALTSVERZEICHNIS

ABBILDUNGSVERZEICHNIS .... **VII**

TABELLENVERZEICHNIS .... **VIII**

1. EINLEITUNG **1**

1.1. Kraniofaziale Defekte 1

1.2. Rekonstruktion der kraniofazialen Defekte 1

1.3. Geschichte der Gesichtsepithetik 2
    1.3.1. Befestigung der Epithesen 3

1.4. Die Implantologie im Bereich der kraniofazialen Versorgung 4
    1.4.1. Das Implantatmaterial und die Oberflächenverarbeitung 5
    1.4.2. Design der kraniofazialen enossal-perkutanen Implantate 6
    1.4.3. Der operative Verlauf bei der kraniofazialen enossal-perkutanen Implantation 8
    1.4.4. Beschreibung des Kontaktbereiches Implantat-Gewebe 10
    1.4.5. Misserfolgsgründe bei perkutanen Implantaten 14

1.5. Periimplantäre Entzündung 15
    1.5.1. Allgemeine Konzepte der Entzündung 15
        1.5.1.1. Definition der Entzündung 15
        1.5.1.2. Verlauf des Entzündungsprozesses 15
        1.5.1.3. Bildung von entzündlichem Exsudat im Gewebe 16
    1.5.2. Implantatspezifische Entzündung (Periimplantitis) 16
        1.5.2.1. An der perkutanen Periimplantitis beteiligte Faktoren 16
        1.5.2.2. Die begleitende Mikroflora der perkutanen Implantate 18
        1.5.2.3. Schutzreaktionen des Organismus 19
        1.5.2.4. Klinik und Diagnose der periimplantären Entzündung 20
        1.5.2.5. Therapeutisches Management der perkutanen Periimplantitis 20

1.6. Ziel der Studie 21

2. MATERIAL UND METHODE **22**

2.1. Patienten- und Probengut 22

2.2. Formular „Klinische Befunde" 22

2.3. Messung der SFFR (Periotron 8000®) 24

2.4. Gewinnung der Proben 25
    2.4.1. Vorversuche 25
    2.4.2. Hauptversuche 25
        2.4.2.1. Vorbereitung der Probenröhrchen 25

2.4.2.2. Sammeln der Proben 26
2.5. Laborprozeduren **27**
   2.5.1. Vorbereitung und Verteilung der Proben 27
      2.5.1.1. Vorbereitung der Geräte und der leeren Röhrchen 27
      2.5.1.2. Eluierung des Proteingehalts aus den Papierstreifen 27
      2.5.1.3. Verteilung der Proben 28
      2.5.1.4. Vorbereitung der Hb-Proben 28
   2.5.2. ELISA-Test für das Interleukin-6 (IL-6) (Abb. 4) 29
   2.5.3. ELISA-Test für das Calprotectin (Abb. 4) 30
   2.5.4. ELISA-Test für das Hämoglobin (Hb) (Abb. 5) 31

2.6 Berechnung der Ergebnisse **33**
   2.6.1. Berechnung der tatsächlichen Konzentration / Bereinigung vom systemischen Blutanteil
.... 33
   2.6.2. Messen von Calprotectin und Interleukin-6 im Blut 34
   2.6.3. Berechnung des Gesamtgehaltes (GH) 35

2.7. Statistische Untersuchungen **35**

3. ERGEBNISSE **37**

3.1. Deskriptive Beschreibung der Stichprobe **37**
   3.1.1. Beschreibung allgemeiner Einflussfaktoren 37
   3.1.2. Beschreibung der lokalen Einflussfaktoren 38
      3.1.2.1. Ursachen der Defekte 38
      3.1.2.2. Freilegung des Implantats 38
      3.1.2.3. Implantatregion 39
      3.1.2.4. Lokale Implantatanordnung (Abb. 7) 39
      3.1.2.5. Periimplantäres Weichgewebe 40
      3.1.2.6. Gewebsbewegung unter mimischen Aktivitäten 40
      3.1.2.7. Beweglichkeit des Gewebes durch Hautstreckung (Score) 40
      3.1.2.8. Periimplantäre Sondierungstiefe 40
      3.1.2.9. Implantatsystem 40
      3.1.2.10. Abutmentsystem 41
      3.1.2.11. Lockerung des Abutments 41
      3.1.2.12. Kontakt des periimplantären Sulkus mit dem Epithesenmaterial ... 41
      3.1.2.13. Hygienefrequenz 41
      3.1.2.14. Hygienemittel 42
      3.1.2.15. Oberflächliche Ansammlung von Krusten am Implantathals 42
   3.1.3. Klinische Entzündungsmerkmale 43
      3.1.3.1. Klinische Bewertung der Hautirritation (Holgers-Score) 43
      3.1.3.2. Periimplantäre Exsudation 43
      3.1.3.3. Periimplantäre Rötung 44
      3.1.3.4. Schmerzen in Implantatbereich 44
      3.1.3.5. Blutungs-Index 44
      3.1.3.6. Blutvolumen im Sulkus 44
      3.1.3.7. Sulkusflüssigkeits-Flussrate (SFFR) 45
   3.1.4. Biochemische Entzündungsmarker 46
      3.1.4.1. Messen von Calprotectin und IL-6 im Reinblut 46

3.1.4.2. Calprotectin, IL-6 und Hämoglobin (Konz., Gesamtgehalt) im Sulkus 46
3.2. Beziehungen zwischen den Parametern **47**
   3.2.1. Korrelation zur SFFR 47
      3.2.1.1. SFFR und allgemeine Einflussfaktoren 47
      3.2.1.2. SFFR und lokale Einflussfaktoren 48
      3.2.1.3. SFFR und klinische Entzündungsmerkmale 49
      3.2.1.4. SFFR und biochemische Entzündungsmarker / Blut 50
   3.2.2. Bezug der untersuchten Parameter zum Holgers-Score 51
      3.2.2.1. Holgers-Score und allgemeine Einflussfaktoren 51
      3.2.2.2. Holgers-Score und lokale Einflussfaktoren 51
      3.2.2.3. Holgers-Score und andere klinische Entzündungsmerkmale 52
      3.2.2.4. Holgers-Score und biochemische Entzündungsmarker / Blut 52
   3.2.3. Bezug zur Sondierungstiefe 53
      3.2.3.1. Sondierungstiefe und lokale Einflussfaktoren 53
      3.2.3.2. Sondierungstiefe und klinische Entzündungsmerkmale 54
      3.2.3.3. Sondierungstiefe und biochemische Entzündungsmarker / Blut 54
   3.2.4. Bezug zu biochemischen Entzündungsmarkern / Blut 56
      3.2.4.1. Entzündungsmarker / Blut und allgemeine Einflussfaktoren 56
      3.2.4.2. Entzündungsmarker / Blut und lokale Einflussfaktoren 56
      3.2.4.3. Entzündungsmarker / Blut und klinische Entzündungsmerkmale ... 58
      3.2.4.4. Bezug der Entzündungsmarker / Blut untereinander 59

4. DISKUSSION 60

4.1. Methodik **60**

4.2. Allgemeine Einflussfaktoren **61**
   4.2.1. Geschlecht 61
   4.2.2. Alter 62
   4.2.3. Nikotinkonsum 63
   4.2.4. Alkoholkonsum 64
   4.2.5. Strahlentherapie 65
   4.2.6. Chemotherapie 66
   4.2.7. HBO 66
   4.2.8. Intestinale Erkrankungen 66
   4.2.9. Allgemeinerkrankungen, Dauermedikation 67

4.3. Lokale Einflussfaktoren **67**
   4.3.1. Defektursache 68
   4.3.2. Zeitpunkt der Implantation 69
   4.3.3. Implantatregion 69
   4.3.4. Lokale Implantatanordnung 71
   4.3.5. Art des periimplantären Gewebes 72
   4.3.6. Gewebsbewegung während mimischer Aktivitäten 74
   4.3.7. Beweglichkeit des periimplantären Gewebes durch Hautstreckung (Stretching) 75
   4.3.8. Periimplantäre Sondierungstiefe 76
   4.3.9. Implantatsystem 79
   4.3.10. Abutmentsystem 81
   4.3.11. Lockerung des Abutments 83

4.3.12. Kontakt des periimplantären Sulkusrandes mit dem Epithesenmaterial 83
4.3.13. Hygienefrequenz 86
4.3.14. Hygienemittel 86
4.3.15. Krustenansammlung am Implantathals (Hygiene-Index) 87

4.4. Klinische Entzündungsmerkmale 88
    4.4.1. Periimplantäre Exsudation 89
    4.4.2. Periimplantäre Rötung 90
    4.4.3. Schmerzen 91
    4.4.4. Blutungs-Index im Sulkus 92
    4.4.5. Klinische Bewertung der Hautirritation (Holgers-Score) 92

4.5. Biochemische Entzündungsmarker / Blut in der Sulkusflüssigkeit 94
    4.5.1. Calprotectin 95
    4.5.2. Interleukin-6 (IL-6) 102
    4.5.3. Blutvolumen (lösliches Hämoglobin im Sulkus) 105
    4.5.4. Calprotectin, IL-6 und Hämoglobin in Korrelationen zueinander 106

4.6. Sulkusflüssigkeits-Flussrate (SFFR, Sulcus Fluid Flow Rate) 107

5. ZUSAMMENFASSUNG 111

LITERATUR – ANHANG – LEBENSLAUF 114

ABBILDUNGSVERZEICHNIS

Abb. 1 Schematische Darstellung der Unterschiede zwischen den Verbundssystemen 13
Abb. 2 Klinischen Befunde 23
Abb. 3 Die Standardkurve für die Extinktion der SFFR (in µl) 25
Abb. 4 Schematische Darstellung der Kettenform bei „Sandwich"-ELISA 32
Abb. 5 Schematische Darstellung der Funktion des kompetitiven ELISA-Tests 32
Abb. 6 Implantatregion in Korrelation zur Defektursache 39
Abb. 7 Schematische Darstellung der lokalen Implantatanordnung 39
Abb. 8 SFFR bei den untersuchten Implantaten 45
Abb. 9 Gesamtgehalt von Calprotectin in der Sulkusflüssigkeit 46
Abb. 10 Gesamtgehalt von IL-6 in der Sulkusflüssigkeit 46
Abb. 11 Erhöhung der SFFR pro Patientengruppe (Allgemeinerkrankung / Medikation) 47
Abb. 12 SFFR in Korrelation zur Implantatregion 48
Abb. 13 SFFR in Korrelation zur Sondierungstiefe 48
Abb. 14 SFFR in Korrelation zum Holgers-Score 49
Abb. 15 Calp-Konz. in Korrelation zur SFFR 50
Abb. 16 IL-6-Konz. in Korrelation zur SFFR 50
Abb. 17 Gesamtgehalt v. Calp. in Korrelation zur SFFR 50
Abb. 18 Gesamtgehalt von IL-6 in Korrelation zur SFFR 50
Abb. 19 Holgers-Score in Korrelation zum Alter 51
Abb. 20 Holgers-Score in Korrelation zur Freilegungsdauer 51
Abb. 21 Korrelation zwischen Schmerzen, Holgers-Score und IL-6 52
Abb. 22 Gesamtgehalt von IL-6 in Korrelation 52
Abb. 23 Gesamtgehalt von Calp in Korrelation 52
Abb. 24 Sondierungstiefe in Korrelation zu den Regionen 54
Abb. 25 Sondierungstiefe in Korrelation zum geröteten Hautareal 54
Abb. 26 Sondierungstiefe in Korrelation zum Calp.-Gesamtgehalt 55
Abb. 27 Sondierungstiefe in Korrelation zum IL-6-Gesamtgehalt 55
Abb. 28 Blutvolumen im Sulkus in Korrelation zum Nikotinkonsum 56
Abb. 29 Gesamtgehalt von Calprotectin in der Sulkusflüssigkeit in Korrelation zum
Alkoholkonsum 56
Abb. 30 IL-6-Konzentration in Korrelation zur Implantatsregion 57
Abb. 31 Gesamtgehalt von IL-6 in Korrelation zur Gewebeart 57
Abb. 32 IL-6-Konzentration in Korrelation zur Gewebsbewegung 57
Abb. 33 IL-6-Konzentration in Korrelation zu Hygienemitteln 57
Abb. 34 Calprotectin-GH in Korrelation zur Exsudationsart 58
Abb. 35 IL-6-GH in Korrelation zur Größe des geröteten Hautareale 58
Abb. 36 Gesamtgehalt von IL-6 in Korrelation zu Schmerzen 59
Abb. 37 IL-6-Konzentration in Korrelation zum Blutungs-Index 59
Abb. 38 Die beiden Entzündungsmarker IL-6 und Calprotectin in Korrelation zueinander 59
Abb. 39 Querschnitt durch Epidermis, Dermis und Subcutis. 73
Abb. 40 Sulkusrand und Epithesenmaterial. 84

TABELLENVERZEICHNIS

Tab. 1 Implantate in Korrelation zu Alter und Geschlecht 37
Tab. 2 Implantate in Korrelation zu allgemeinen Einflussfaktoren und Geschlecht 37
Tab. 3 Ursache des Defekts in Korrelation zu Alter und Allgemeinerkrankungen 38
Tab. 4 Implantatsysteme in Korrelation zur Dauer der Freilegung 38
Tab. 5 Anzahl der beobachteten Implantate pro Region 39
Tab. 6 Verteilung der verwendeten Abutmentsysteme 41
Tab. 7 Verwendete Hygienemittel in Korrelation zum Geschlecht 42
Tab. 8 Implantate und Index der Krustenansammlung 42
Tab. 9 Korrelation zwischen Krustenansammlungs-Index und Hygienemittel und –frequenz 43
Tab. 10 Implantate und beobachtete Hautirritation (Holgers-Score) 43
Tab. 11 Implantate in Korrelation zur Art der periimplantären Exsudation und zum Nikotinkonsum 43
Tab. 12 Implantate und periimplantäre Rötung 44
Tab. 13 Konzentrationen und Gesamtgehalt der Entzündungsparameter in der Sulkusflüssigkeit 46
Tab. 14 SFFR in Korrelation zum Holgers-Score 49
Tab. 15 SFFR in Korrelation zu den biochemischen Sulkuskomponenten 50
Tab. 16 Sondierungstiefe in Bezug zu Region, Gewebsbewegung und Abutmentsystem 53
Tab. 17 Größe des geröteten periimplantären Gewebeareals in Korrelation zur Sondierungstiefe 54
Tab. 18 Entzündungsmarker in Korrelation zueinander 59

1. Einleitung

1.1. Kraniofaziale Defekte

Defekte im Kopfbereich (Kranium, Gesicht, Kiefer) entstehen nach einem Volumenverlust im Gewebe oder aufgrund einer angeborenen oder erworbenen Formentstellung eines Organs. Die angeborenen Defekte werden oft von Syndromen begleitet, wie z.B. Franceschetti-Syndrom, Goldenhar-Syndrom und Hemifaziale Dysplasie. Sie können auch nach teratogenen Einflüssen auftreten, beispielsweise nach während der fetalen Entwicklung verabreichten Medikamenten wie Thalidomid (Contergan®)[1].

Alle o.g. Beispiele können Gesichtsentstellungen und Ohrfehlbildungen bzw. -aplasien hervorrufen. Zu den erworbenen Entstellungen zählen allerdings die kraniofazialen Defekte, die nach ablativen Chirurgien, Unfällen oder Verbrennungen entstehen.

1.2. Rekonstruktion der kraniofazialen Defekte

Körperliche Defekte, besonders im kraniofazialen Bereich, ziehen oft ausgeprägte psychische und seelische Folgen nach sich. Für die Reintegration des Patienten in das tägliche Leben und in die Gesellschaft sind sowohl somatische als auch psychische Faktoren von Bedeutung. Diese bedingen sich gegenseitig und sind eng miteinander verknüpft. Es sollte alles versucht werden, den Patienten körperlich durch eine Rekonstruktion zu rehabilitieren, sein Selbstbewusstsein zu stärken und damit seine Reintegration zu fördern[2-4]. Zur erfolgreichen Versorgung gehört die Wiederherstellung sowohl der Ästhetik als auch der Funktion. Epithesen tragen in erster Linie der Ästhetik Rechnung: durch sie können Stigma und Leidensdruck der Patienten gemindert werden, funktionelle Eigenschaften (Augen- oder Nasenfunktion) fehlen jedoch. Die zum Teil erwünschte Funktion einer Epithese ist z.B. die der Ohrmuschel als Hörhilfe oder als Kieferresektionsprothese zur Verbesserung sowohl der Essfunktion als auch zur Konturierung der Gesichtsprominenz.

Die Rekonstruktion kann generell über zwei Prinzipien erfolgen: chirurgische und/oder epithetische Versorgung. Die Meinungen der Fachleute über das beste Verfahren sind hier kontrovers. Für die Wahl des geeigneten Verfahrens können zahlreiche entscheidende Faktoren von Bedeutung sein: Patientenalter, -wunsch, allgemeine Situation, Gewebsqualität, -maße, pathologische Befunde, Defektgröße sowie auch Zeit- und Kostenaufwand[5-8].

Grundsätzlich wird die chirurgisch-plastische Rehabilitation bevorzugt, sofern sie keine eindeutigen Nachteile bietet[6]. Eine plastische chirurgische Rekonstruktion soll mit möglichst geringem Aufwand dem Patienten eine lebenslange Versorgung ermöglichen. Befriedigende Ergebnisse konnten jedoch oft nur bei der Rekonstruktion von Ohrdefekten[9-11] oder Nasenteilverlusten[12] erreicht werden. Als Methode der Wahl für die Versorgung des kompletten Nasen- oder Augendefekts wird von den meisten Autoren die epithetische Rekonstruktion angesehen[13-17]. Bei nicht sicher vollständig entferntem Tumorgewebe oder nach radiogener und verbrennungsbedingter Vernarbung ist die chirurgische Rekonstruktion meist kontraindiziert[5, 13, 14]. Die epithetische Rekonstruktion kann hier eine faszinierende ästhetische Versorgung für alle Organe liefern und wird häufig bei hochbetagten und onkologischen Patienten bevorzugt. Ihr stehen jedoch auch Nachteile gegenüber wie z.B. Tragen eines Fremdmaterials, lebenslange Anbindung an betreuende Ärzte sowie zeitlicher und materieller Aufwand.

Die epithetische Versorgung wird manchmal nicht als kompetitives, sondern als komplementäres Verfahren im Sinne einer kombinierten Rehabilitation oder temporären Versorgung vor einer plastischen Rekonstruktion betrachtet[17-21]. Bei großen Mittelgesichtsdefekten soll in den funktionell wichtigen Bereichen (Wange, Lippe) dem operativen Ersatz der Vorzug gegeben werden. Dadurch lassen sich Defekte verkleinern und auf epithetisch gut zu versorgende Bereiche reduzieren[22].

1.3. Geschichte der Gesichtsepithetik

Unter einer Gesichtsepithese versteht man den künstlichen Ersatz von Teilen des Gesichts. Die Epithese (gr. Epithema = Deckel) überdeckt den Gesichtsdefekt in

Form einer Vorlageprothese, reicht in denselben teilweise hinein und ergänzt naturgetreu die Form des verlorenen Gesichtsteils (Paschke, H.)[8]. Versuche zur Korrektur von Gesichtsverstümmelungen mit einem Ersatz aus alloplastischem Material reichen weit in die Geschichte der Menschheit zurück. Die Epithesen wurden damals aus Edelmetallen (Gold, Silber) hergestellt, an den Körper angepasst und – durch ein Gestell oder Gesichtsbügel – mechanisch festgehalten. Dokumentiert sind die Ummantelung der Metallgerüste durch Keramik und die Anwendung von Weichgummi und Kautschuk im 18. Jahrhundert. Durch die Erfindung der thermoplastischen Kunststoffe wie PMMA (Anfang der 1940er Jahre) und Silikone (1960) hat die Versorgung von Gesichtsdefekten mittels Epithesen eine grundlegende Wandlung erfahren[23, 24].

1.3.1. Befestigung der Epithesen

Viele Techniken wurden seitdem für die Befestigung der Epithesen entwickelt: Ausnützung der anatomischen Unterschnitte, Anfertigung von chirurgischen Hautschlaufen, Fixierung am Brillengestell und Anwendung von Klebmaterialien[4, 8, 25, 26]. Diese Verfahren können jedoch weder eine präzise Positionierung anbieten, noch ist ihre Retention zuverlässig[17].

Die Klebmaterialen können zu zahlreichen Komplikationen führen:
1. Hautirritationen, 2. allergischen Hautreaktionen, 3. Schädigung der dünnen fragilen Epithesenränder durch die wiederholte Anwendung des Klebmaterials, 4. falscher Positionierung der Epithese am Patientengesicht, 5. geringem Vertrauen und Sicherheitsgefühl des Patienten hinsichtlich der Befestigung seiner Epithese und 6. Lockerung und Ablösen der Epithese aufgrund Gravitation, Perspiration und mimischen Gesichtsbewegungen[6, 27, 28].

Sie sind allerdings empfehlenswert, wenn keine weiteren Eingriffe geplant sind, oder wenn kurz nach der Operation mit der Epithesenherstellung begonnen werden soll[29].

In diesem Bereich wurden in den letzten drei Jahrzehnten osseointegrierte Titanimplantate erfolgreich eingesetzt. Mit Hilfe dieser Implantate lassen sich folgende Vorteile erzielen:[27]

1. Einfache Positionierung der Epithese am Gesicht.
2. Konsistente Befestigung.
3. Elimination der mit den Klebmaterialien entstehenden Hautirritation.
4. Aktiver Marginal-Druck (durch den magnetischen Zug übt die Epithese einen Druck auf die Hautoberfläche ein, welcher der Verhinderung einer Epithesenablösung oder Abspaltung der Ränder dienen soll).
5. (Sicherung der) Randtransparenz des Epithesenmaterials bei fehlenden Klebmaterialien.
6. Falls vorhanden: Unterstützung einer benachbarten Zahnprothese.
7. Osseointegrierte Implantate stellen die einzige erfolgreiche Retentionsmethodik für die Versorgung der großen fazialen Defekte dar[30].
8. In Einzelfällen können die enossalen Implantate (besonders die subperiostalen Systeme) sofort belastet werden und die Epithese kann postoperativ nach Abschwellen des Operationsgebiets angefertigt werden, ohne den Abschluss der Osseointegration abzuwarten[31, 32].

Aufgrund dieser Vorzüge – und in deren Folge der verbesserten Lebensqualität des Patienten – werden die osseointegrierten Implantate sowohl von epithetisch tätigen Ärzten als auch von Patienten bevorzugt[15, 30, 32-35].

1.4. Die Implantologie im Bereich der kraniofazialen Versorgung

Bei der epithetischen Versorgung gibt es vier essentielle Kriterien[36, 37]:
1. Ästhetische Akzeptanz
2. Funktionelle Performance
3. Biokompatibilität
4. Retention

Zum Zwecke der Retention wurden seit 1976 im Bereich des Schädels für die Stabilisierung der Epithesen und für die Verankerung von Hörgeräten enossale Titanimplantate eingesetzt[38]. Die Implantologie galt als eine der wichtigsten Entwicklungen in diesem Bereich[28, 37].

Unter Implantation ist die operative Einpflanzung eines biokompatiblen künstlichen Materials im Körper zu verstehen. Die Gewebereaktion wird durch das Maß der Biokompatibilität graduell eingestuft in: biotolerant (Stahl), bioinert (Titan) und bioaktiv (Trikalziumphosphat-Keramiken). Die bioaktiven Materialen unterscheiden sich durch ihren chemischen Verbund.

Die Osseointegration wurde Ende der 1960er Jahre von Prof. Brånemark bezeichnet als ein „direkter struktureller und funktioneller Verbund zwischen dem organisierten lebenden Knochen und der Oberfläche eines belasteten Implantats"[26, 27]. Dieser ist zwar noch nicht vollständig definiert[39]. Allerdings konnten in radiographischen und klinischen Langzeitstudien periimplantäre Knochenadaption und -umbau sowie langzeitige Stabilität und Belastungsmöglichkeit des Implantats nachgewiesen werden[40].

Der Begriff „osseointegriertes Implantat" lässt sich durch den Terminus „stabil 'integriertes` enossales Implantat" ersetzen: Dieser gibt die Verbundsnatur des Implantats besser wieder[39].

Bei den Trägerplattensystemen wird auch der Begriff der Osteoinkorporation verwendet. Hier kommt es nicht zur Osseointegration der Platte, sondern manchmal teilweise zum Überwachsen der Trägerplatte mit ortsständigem Knochen (Farmand 1991)[41]. Im Gegensatz zum enossalen Zylinderimplantatsystem muss beim Trägerplattensystem keine vollständige Überwachsung durch Knochensubstanz stattfinden.

1.4.1. Das Implantatmaterial und die Oberflächenverarbeitung

Die Implantate werden in der Regel aus Reintitan (99,9%) hergestellt. Titan besitzt zwar hervorragende biologische Eigenschaften, kann jedoch keine chemische Verbindung mit dem Gewebe eingehen. Die Befestigung an harter Knochensubstanz lässt sich dann nur physikalisch, durch Schlitzen, Kerben, Vertiefungen, Gewinden, etc. ermöglichen[42, 43].

Die Reaktionen zwischen Zellen im Gewebe und Implantat sind unterschiedlich und hängen von den Eigenschaften der Implantatoberfläche ab (chemische

Zusammensetzung, Energie, Rauheit und Morphologie)[44-46]. Die Anpassung des knöchernen Gewebes lässt sich durch Rauheit der Implantatoberfläche fördern[47]. Im Gegensatz dazu werden Implantathals und Abutment fein-poliert bearbeitet, da Epithelzellen für die Anhaftung an Materialien glatte Flächen bevorzugen[48]. Darüber hinaus lässt sich die Reinigung der polierten Oberfläche von Biofilmen und Krusten komplikationslos durchführen[49].

Titanium bildet verschiedene Oxide. Die am häufigsten gebildete Oxidschicht ist TiO_2. Die derzeitigen Meinungen hinsichtlich Reifungsprofil, -kinetik und -ausrichtung dieser Oxidschicht sind kontrovers. Die Eigenschaft, auf Oberflächen eine Oxidschicht zu bilden, wird als wichtiger Faktor zur Erhöhung des Korrosionswiderstands und der Biokompatibilität des Titans gesehen, denn die immer vorhandene Oxidschicht auf Titan stellt einen guten Isolator dar[50, 51]. Die Integration des Biomaterials mit dem Gewebe wurde definiert als physiologisch-chemische oder -kovalente Verbindung der Wirt-Matrixproteinen oder Zellmembran-Außenmoleküle direkt mit der Implantatoberfläche, ohne Ausbildung einer unterbrechenden fibrösen Schicht inflammatorischen Gewebes. Die entstandene Gewebsintegration wirkt der Adhäsion der Bakterien am Biomaterial entgegen, wodurch die Bakterien angreifbarer für das Immunsystem werden[52].

1.4.2. Design der kraniofazialen enossal-perkutanen Implantate

Der enossale Implantatteil

Die Implantate werden generell zylinder- oder plattenförmig hergestellt. Die Zylinderform wird generell mit einem Gewinde versehen und hat bei manchen Modellen einen mehrfach perforierten Flansch (z.B. Brånemark®, Straumann®). Dieser Flansch soll angeblich die knöcherne Kontaktfläche vergrößern, das Ausmaß von Belastungen reduzieren, der primären Immobilisation dienen und bei einem längs-orientierten Trauma intrakranielle Schubkräfte auf das Implantat vermindern[25, 42, 53]. Durch die Eliminierung des Flansches bei Brånemark® lassen sich die numerisch-gerechneten Spannungslinien auf 20% erhöhen[54]. Diese Vorteile wurden jedoch kritisch diskutiert, u.a. weil unter dem Flansch Weichgewebe sowie entzündliches Granulationsgewebe nachwachsen[27, 38] und zu Komplikationen in der Behandlung führen kann.

Da Epithesen geringere Kräfte als Zahnprothesen erzeugen, Gesichtsknochen sehr dünn sind und Vitalorgane umgeben[37, 39, 42], sind die Maße des kraniofazialen Implantats kleiner als bei Zahnimplantaten [Anhang 1]. Das Trägerplattensystem (z.B. Epitec®, Ti-Epiplating® [Anhang 1]) beruht auf dem Prinzip der subperiostalen Verankerung. Bei dem Epitec®-System handelt es sich um eine 3-D-Trägerplatte[41], die entsprechend der knöchernen Oberflächenanatomie konturiert werden kann. Sie wurde besonders zur Befestigung von Nasenepithesen erfolgreich eingesetzt[5, 55].

Die Suprakonstruktion (Abutment)

Zum Zwecke der mechanischen Befestigung von kraniofazialen Epithesen auf enossalen Implantaten wurden mehrere Methoden entwickelt (z.B. Kugelanker, Steg-Reiter, Magnete)[33]. Das Magnetsystem wurde wegen seiner einfachen Handhabung, Hygieneaspekten und der Eigenschaft des Stress-Brechens[I] durch die Gleitbewegungen bei sphärischen Implantaten bevorzugt[33, 56, 57]. Magnete sind auch von Vorteil, wenn sich die Epithese wegen der Gesichtsmimik des Patienten ablöst. In diesem Fall lässt sich die Epithese durch den magnetischen Zug wieder heranziehen und korrekt positionieren. Bei mechanischen Retentionen muss die Epithese jedoch vom Patienten wieder eingestellt und eingeklemmt werden[33]. In der vorliegenden Studie wurden sphärische (X-, Z-Line Steco®) und teleskopische (T-Line Steco®) Magnetsysteme untersucht [Anhang 1].

[I] Stress-Brechen: d.h. die Kräfte werden nicht komplett auf dem Implantatkörper übertragen. Denn die Verbindung hängt von der Magnetziehkraft zusammen, bei welchen und durch die Gleitbewegungsmöglichkeit eine Abmilderung für die Kräfte gestattet werden kann. Bei anderen Systemen wie Teleskope und Stege wird die Epithese dadurch fest verbunden und die Kräfte werden (fast) komplett auf dem Implantatkörper fortgeleitet.

1.4.3. Der operative Verlauf bei der kraniofazialen enossal-perkutanen Implantation

Vor Implantation ist ggf. eine chirurgische Aufbereitung des Epithesenbetts erforderlich. So kann z.B. ein abnorm angelegtes Restohr geebnet[5, 16, 58, 59] oder ein Spalthauttransplantat auf freiliegendem Knochen aufgebracht werden[58]. So kann eine gezielte chirurgische Gestaltung des Epithesenlagers die epithetische Versorgung erleichtern und das ästhetische Resultat verbessern[22]. Während in einigen Fällen die Implantation erst nach Abheilung der Transplantats erfolgen kann, kann sie oft direkt nach eingetretener Verstümmelung eines Gesichtsteils durchgeführt werden: Wundheilung und Gewebsreifung verlaufen so zeitgleich mit dem belastungsfreien Einheilen des Implantats (3-4 Monate).

Über System, Größe und Anzahl der Implantate wird individuell entschieden – je nach Knochenangebot und -qualität sowie Defektgröße, Lokalisation und mechanischen Belastungen.

Die Einpflanzung eines Implantats kann in einer ein- oder zweiphasigen Prozedur (one-stage, two-stage) durchgeführt werden[37, 60]:

- Bei der *einphasigen* Prozedur wird das Halteelement direkt nach der Implantation aufgeschraubt, wobei die Belastung erst nach der Osseointegrationsphase (2-3 Monate) erfolgen sollte.
- Bei der *zweiphasigen* Prozedur bleibt das Implantat zunächst für ca. drei Monate unter geschlossenen Verhältnissen für die Osseointegration eingebettet, welche in einem belastungs- und bakterienfreien Milieu stattfinden kann. In einer zweiten Phase wird das Implantat freigelegt und ein Halteelement (Abutment) aufgeschraubt. In der alten Literatur wurde angegeben, dass eine frühe Belastung zu einer erheblichen Beeinträchtigung des Osseointegrationsprozesses führen kann[38].

Die neue Literatur gibt jedoch Hinweise, dass die Erfolgraten bei beiden Prozeduren gleich sind[43, 44], allerdings sind die Kosten und die Zeit der Behandlung bei der einphasigen Prozedur geringer.

Einige Autoren fordern beim einphasigen Vorgehen bestimmte Kriterien[60]:
- Erwachsene Patienten
- Keine Strahlentherapie in der Anamnese
- Schädelknochen sollte dicker als 3 mm sein
- Keine besondere intraoperativen Vorkommnisse (Dura und Sinus sigmoideus wurden nicht freigelegt)

Das operative Procedere der Insertion eines Implantats kann in lokaler oder Vollnarkose erfolgen. Bei der Bestimmung der Implantatposition und des entsprechenden Knochenangebots sowie bei der erfolgreichen intraoperativen Umsetzung haben Computertomographie und Navigationstechnik einen hohen Stellenwert. Besondere Bedeutung haben diese beiden Faktoren bei den angeborenen Fehlbildungen, da hier oft abnormer oder dünner Knochen vorkommt[25, 61].

Das Operationsfeld lässt sich periperiostal anhand präoperativer CT-Planung bestimmen[17]. Als klassisches Verfahren gilt jedoch die subperiostale Darstellung des Knochens. Zur Bearbeitung des Implantatsbetts werden scharfe Bohrer mit unterschiedlichem Durchmesser benutzt. Zu achten ist stets auf die Schonung vitaler Nachbarorgane sowie auf eine ausreichende Kühlung des Bohrers bei dem Implantationsvorgang. Anschließend erfolgt die Einbringung des Implantats. Bei Kindern oder abnormer Knochendicke ist unter Umständen eine Knochenaugmentation erforderlich[62]. Die periimplantäre Gewebsausdünnung kann entweder unmittelbar oder nachträglich (während der Freilegung) vorgenommen werden. Durch die Ausdünnung wird die periimplantäre Haut dünn, frei von Haaren und immobil[17, 39].

Eine Freilegung ist in diesem Fall nicht nötig. Für den Beginn der epithetischen Rekonstruktion reicht hier ein Zeitraum von etwa 8-12 Wochen Osseointegrationszeit aus[17].

Bei den Trägerplattensystemen ist es notwendig, eine größere Knochenoberfläche freizulegen. Der Vorteil ist aber, dass die Trägerplatte entfernt vom eigentlichen Defekt, dort, wo genügend Knochensubstanz vorhanden ist, über Minischrauben fixiert werden kann. Die Implantatpfosten können dann entsprechend einer günstigen statischen Belastung und einer optimalen Ästhetik der späteren Epithese im Bereich des Defektes auf der Platte fixiert werden. Die Durchtrittsstelle durch die Haut oder Schleimhaut können der Implantatpfosten oder auch die dünnen Plattenstäbe sein. Dadurch reduziert sich z.b. bei dem Epitec®-System die Durchtrittsstelle durch die Haut auf ca. 1 mm$^{2(31, 32)}$.

1.4.4. Beschreibung des Kontaktbereiches Implantat-Gewebe

Die perkutanen Implantate ähneln intraoralen Implantaten und Zähnen, indem sie ebenfalls (Schleim-)Häute durchdringen.

In diesem Kapitel werden drei Befestigungssysteme verglichen, um die Schwachstellen der perkutanen Implantate aufzuzeigen.

Beim Zahn, dem intraoralen sowie dem perkutanen Implantat können drei Zonen betrachtet werden (Abb. 1):

1. Die knöcherne Verbindung mit der Zahnwurzel / dem Implantat.
2. Die bindegewebige Beziehung zum Zahn / Abutment.
3. Anhaftung der Epithelschicht am Schmelz / Abutment.

• **Kontaktfläche des Zahns**

Der Zahn wird durch den Zahnhaltapparat (Knochen, Zement, Faserapparat und Gingiva) fest im Kiefer fixiert[63].

Zone 1: Der Zahn wird im Knochen durch bindegewebige Ligamente festgehalten. Diese elastischen Bündel bestehen aus geordneten Kollagenfasern, welche während der Kaufunktion bis zu einem bestimmten Grad als Dämmsystem dienen können (Reduktion mechanischer Belastungen). Im Gegensatz zum Implantat sind beim Zahnhaltapparat Mikrobewegungen in alle Richtungen möglich.

Zone 2: Die Gingiva wird ebenfalls durch Kollagenbündel am Zahn befestigt. Diese Bündel orientieren sich senkrecht zur Zahnwurzel und sind im Zahnhalszement eingebettet.

Zone 3: Basallamina und Hemidesmosomen zwischen oraler Schleimhaut und Zahnschmelz stellen histologische Befestigungsstrukturen dar[64].

- **Kontaktfläche des intraoralen Implantats**

Zone 1: Der Knochen passt sich der Implantatoberfläche an (keine Ligamente)[65].

Zone 2: Aufgrund Mangels an Zement gehen die gingivalen Kollagenfasern keine starren Verbindungen mit dem Titanimplantat ein. Daher organisieren sie sich parallel zur Implantatoberfläche[46, 66]. Das unmittelbar auf der Titanoberfläche befindliche fibroblastenreiche Barrieregewebe spielt eine Rolle bei der Aufrechterhaltung der Abdichtung zwischen Mundhöhle und periimplantärem Knochen[49]. In physiologischen Verläufen bleibt eine pathologische Wanderung des Epithels (Epitheltiefenwachstum) aus[46, 67].

Zone 3: Nur diese Zone weist eine zahnähnliche epitheliale Verbindung zum Titan auf[67-69].

Diese Verbindungszone wird – sowohl beim Zahn als auch beim Implantat – „junktionales Epithel" genannt. Zusammen mit der bindegewebigen Zone bildet sie eine biologische Versiegelung (biologische Breite) von ca. 2,78 mm um die intraoralen Implantate[70, 71].

- **Kontaktfläche des extraoralen perkutanen Implantats**

In verschiedenen Studien[27, 72, 73] wurden den Patienten das Abutment sowie umliegendes Gewebe en bloc entnommen und licht- und elektronenmikroskopisch untersucht.

Makroskopische Befunde: Da keine feste Hautgewebsintegration mit dem Abutment vorliegt, rief die Ablösung des Abutments vom umliegenden Weichgewebe keine Gewebsblutung hervor. Bei physiologischen Verläufen wies der entstandene Hautdefekt eine glatte, normalfarbene Epithelauskleidung auf. Die tieferen Anteile präsentierten eine glatte, rötlich reflektierende Oberfläche[72].

Mikroskopische Befunde: Während auf der Abutment-Oberfläche keine Anzeichen für zelluläre Verbindungen vorlagen, konnten nekrotisches Gewebe, Fibrinstränge und PMN-Zellen (**P**oly**m**orphonuclear **N**eutrophil) nachgewiesen werden.

Zone 1: Vergleichbar mit Zone 1 bei intraoralen Implantaten.

Zone 2: Im Gegensatz zu intraoralen Implantaten liegt hier kein organisiertes Kollagengerüst in Form von Bündeln vor[27, 72, 73]. Ein Grund hierfür könnte der fehlende direkte Kontakt oder eine fehlende Wechselwirkung zwischen Bindegewebe und Implantatoberfläche sein[72, 74]. Der Kontaktbereich wird immer durch eine Fibrinschicht gebildet, und die bindegewebigen Zellen können die Abutment-Oberfläche nicht anlangen[72, 74]. Fibroblasten, Makrophagen, PMN-Zellen und Lymphozyten sind im periimplantären Bindegewebe stets vorhanden, bei entzündlichen Prozessen nimmt ihre Anzahl drastisch zu. Plasmazellen und Lymphozyten, welche in gesunder Haut selten oder gar nicht zu sehen sind[75, 76], wurden bei periimplantären Entzündungen oft nachgewiesen[72, 75, 77]. In unmittelbarem Abstand von < 20µm vom Abutment-Rand finden sich neugebildete Kapillaren. Bei Entzündungen setzt eine vermehrte Vaskularisation ein. Bei entzündlichen Prozessen wurden im Gewebe, extravaskulär, sowie im Sulkusraum in hoher Anzahl Makrophagen, Neutrophilen und Erythrozyten nachgewiesen[72].

Zone 3: Hier liegt keine epitheliale Verbindung (junktionales Epithel) vor. Die Epithelschicht führt Epitheltiefenwachstum (epithelial downgrowth) durch. Diese unverhornte Auskleidung weist weder im gesunden noch beim entzündeten Gewebe Hemidesmosomen auf[72, 74]. Als Haftmittel dienen möglicherweise Fibrinbeläge[74].

Bei bioaktiv-beschichteten Oberflächen (Hydroxylapatit)[78, 79] oder natürlichem Zement[80] kann das Epithel jedoch bestimmte Verbindungen aufweisen.

Laut vorliegenden Publikationen sind mikroskopische Untersuchungen von Trägerplattensystemen nicht durchgeführt worden. Es werden jedoch vergleichbare Kontaktzonen wie bei den perkutanen Zylinderimplantaten ausgebildet. Ein Unterschied ist die kleinere Durchtrittsstelle[32].

Zusammenfassung

Die strenge Verknüpfung der Gingiva mit dem Zahn, welche durch fest verankerte Kollagenbündel und feste epitheliale Anhaftung vermittelt wird, schafft eine starke Barriere, die externe Noxen und bakterielle Attacken effektiv abschirmen kann[63]. Wegen fehlender bindegewebiger Verbindung, jedoch bestehender epithelialer

Anhaftung fehlt dieser Schutz beim intraoralen Implantat teilweise[67]. Beim perkutanen Implantat fehlt diese Versiegelung fast vollständig. Darüber hinaus weisen die Kollagenfibern keine geordneten kräftigen Bündel auf, was auch von mangelndem mechanischem Widerstand begleitet sein kann.

Das Eindringen von Bakterien über den Sulkus wird bei intraoralen Implantaten teilweise verhindert, nicht aber bei perkutanen extraoralen Implantaten.

Der immunologische Einsatz kann zur Verstärkung der Abwehrkraft beitragen. Diese kann die mangelhafte physikalische Barriere ausgleichen und bakterielle Attacken abmildern[72-75, 77].

Bei den perkutanen Implantaten hat die Antikörper- sowie T-Zell-vermittelte Immunantwort in gesunden wie auch entzündeten periimplantären Geweben ihr Korrelat in kontinuierlichen moderaten Entzündungen[73, 75, 81].

Die natürliche Versiegelung, welche klinisch günstige Ergebnisse liefern konnte, kann nicht als mechanische, sondern dynamische Barriere erklärt werden[73, 74].

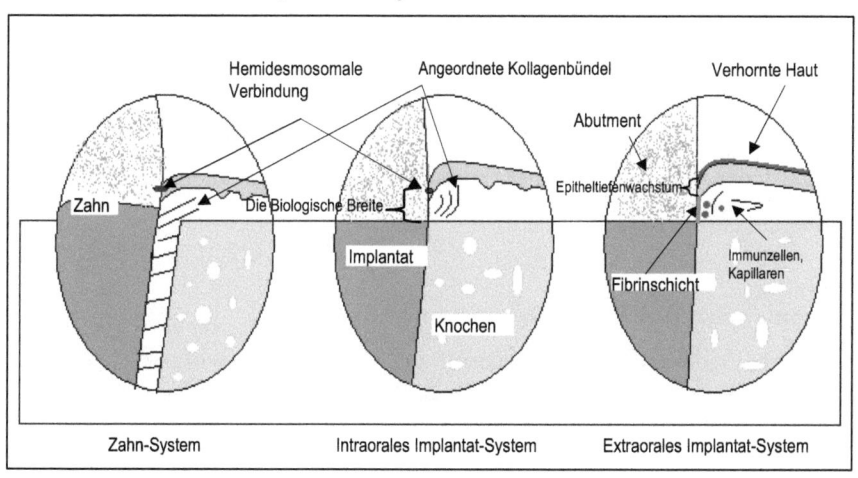

Abb. 1 Schematische Darstellung der Unterschiede zwischen den Verbundssystemen

(Zahn, intraorales und extraorales Implantat)

1.4.5. Misserfolgsgründe bei perkutanen Implantaten

Die Ursachen lassen sich in zwei Hauptkategorien unterteilen:

1. **(Nicht infektionsbedingtes) Versagen der Osseointegration**

   Eine herausragende Rolle für die Perfektion der Osseointegration stellt gute Knochenqualität dar. Als Folge einer Radiochemotherapie kann es zu einer eingeschränkten Knochenintegration kommen. Aufgrund von radiogenen Gewebsbeschädigungen kann die primäre Integration ausbleiben und dadurch einen schnellen Misserfolg herbeiführen[35, 59, 82, 83]. In der Literatur werden für Implantate in bestrahltem Knochen Erfolgsraten zwischen 33% und 96% angegeben[35]. Die HBO-Therapie (**H**yper**b**are **O**xygenierung) soll die periimplantäre Durchblutung und dadurch die Überlebensquoten der enossalen Implantate verbessern[59, 84]. Je nach Schädelregion unterscheidet sich die Knochenqualität. So kann beispielsweise die im Mastoid im Vergleich zur Orbita höhere Erfolgsrate auf die bessere Knochenqualität zurückgeführt werden[85, 86]. Darüber hinaus spielt ein ausreichendes Angebot an quantitativ hochwertigem Knochen eine entscheidende Rolle für die Langzeitstabilität des Implantates. Wenn die Implantatbefestigung durch ungenügende osseoimplantäre Kontaktfläche den belastenden Kräften nicht standhalten kann, kann ein Verlust des Implantats die Folge sein.

2. **Periimplantäre Weichgewebsentzündung**

   Wenn ein Gerät die Haut permanent penetriert, wird zwischen dem internen Körperraum und der äußeren Umgebung eine Kommunikation geschaffen. Um einem Eindringen von Bakterien vorzubeugen, müsste - neben der effektiven Hygiene - im Bereich der Grenzfläche eine dauerhafte Abdichtung zwischen Haut und Implantat gewährleistet sein[87]. Bestimmte Faktoren, wie Ausmaß und Mobilität des Gewebes[25, 59, 88, 89] oder Lockerung des Abutments[59], können die Anpassung des Weichgewebes am Abutment einschränken. Eine Ablösung kann den Bakterien einen Schlupfwinkel oder eine Eintrittspforte schaffen.

1.5. Periimplantäre Entzündung

1.5.1. Allgemeine Konzepte der Entzündung

1.5.1.1. Definition der Entzündung

Eine Entzündung[90, 91] (lateinisch: Inflammatio; eingedeutscht: Inflammation) ist die Folge einer Abwehrreaktion des Immunsystems, um Krankheitserreger zu beseitigen.
- Entsprechend der Ätiologie kann man von einer bakteriellen, viralen, thermischen, radiogenen, aktinischen, chemischen usw. Entzündung sprechen.
- Je nach Dauer und Verlauf der Reaktion lassen sich perakute, akute, chronische und rezidivierende Entzündungen unterscheiden.
- Es kann eine exsudative, nekrotisierende oder proliferative Reaktionsform vorherrschen.

1.5.1.2. Verlauf des Entzündungsprozesses

Zunächst kommt es in der betroffenen Körperregion zu einer verstärkten Durchblutung, damit an den Ort des Geschehens mehr Abwehrzellen gelangen. Eine vermehrte Durchblutung äußert sich in einer Rötung und einer Erwärmung im entsprechenden Körperbereich. Anschließend kommt es zu einer Dilatation des Endothels, so dass alarmierte Abwehrzellen und flüssige Blutbestandteile durch Zellzwischenräume in das Gewebe übertreten können. Diese Vorgänge verursachen im betroffenen Gewebeareal ein Ödem. Die Abwehrzellen versuchen, die Krankheitserreger durch „Auffressen" zu vernichten. Ein großer Teil der Abwehrzellen stirbt dabei ab. Durch die Anhäufung von toten Abwehrzellen entsteht Eiter. Entzündungsmediatoren sensibilisieren Nervenenden gegenüber Reizen und erniedrigen dadurch die Schmerz-Schwelle. Das fünfte Symptom einer Entzündung ist die Funktionsstörung: sie wird im Allgemeinen als Folge eines Übergreifens der Entzündung auf Funktionsorgane diagnostiziert.
Bei der Persistenz mikrobieller oder nicht-mikrobieller Noxen chronifizieren Entzündungen und treten als chronische eitrige, nicht-eitrige oder granulomatöse

Entzündungen zu Tage. Der jeweilige Verlauf der Entzündung spiegelt oft die individuelle Abwehrlage wider.

1.5.1.3. Bildung von entzündlichem Exsudat im Gewebe

Die Permeabilität der Gefäßwände wird durch Gefäßmediatoren, hier Histamin, Prostaglandin, Kinin und Serotonin, für wenige Minuten gesteigert, so dass ein Blutstau entsteht. Durch die erhöhte Permeabilität können nun Plasmaeiweiße (Blutplasmaexsudation) durch Lücken in den Gefäßwänden in das betroffene Gebiet einströmen. Für die Entzündungsreaktion wichtig sind hierbei vor allem neutrophile, basophile und eosinophile Granulozyten sowie Makrophagen, Lymphozyten und Mastzellen.

Die exsudative Entzündung ist eine wichtige Form der Abwehrreaktion. Die erhöhte Durchblutung, die gesteigerte Gefäßpermeabilität und die erhöhte Sekretionsleistung bewirken eine Verdünnung von Toxinen oder Bakterien und zugleich eine Anreicherung von Proteinen wie Fibrinogen, Antikörpern und Komplementkomponenten. Dadurch kann die Neutralisierung von Toxinen und die Opsonierung von Bakterien begünstigt werden. Die Fibrinbildung bewirkt eine Immobilisierung von Bakterien und wirkt damit deren aktiver oder passiver Verbreitung im Gewebe entgegen. Die an einer Entzündungsreaktion beteiligten Zellen bedürfen einer verstärkten Nährstoff- und Sauerstoffversorgung. Diese wird durch die verstärkte Durchblutung erreicht.

1.5.2. Implantatspezifische Entzündung (Periimplantitis)

Da perkutane Implantate das Epithel durchbrechen und so Bakterien einen Eintritt ins Gewebe ermöglichen, lösen sie in den umliegenden Geweben Entzündungs- und Wiederherstellungsprozesse aus. Diese Prozesse und ihre Folgen sind im Hinblick auf die Akzeptanz des Implantats sehr kritisch[73].

1.5.2.1. An der perkutanen Periimplantitis beteiligte Faktoren

Zu den Ursachen der periimplantären Entzündung zählen sowohl primäre als auch additive Faktoren:

1. Der primäre Entzündungsfaktor

Die Infektion stellt den primären Hauptauslöser für eine Entzündung dar[92, 93], obwohl das Titan in sehr seltenen Fällen als Allergen und Auslöser einer allergischen Periimplantitis angegeben wurde[94, 95]. Durch unzählige Studien belegt stellt Titan aus heutiger Sicht ein biokompatibles Metall dar und wurde bis heute bereits millionenfach erfolgreich für die Befestigung von orthopädischen und prothetischen Versorgungen angewendet.

Verschiedene Faktoren begünstigen die Bildung einer Keimstätte:

- **Hygienemangel:** Hygiene ist sehr wichtig für die Erhaltung eines vitalen periimplantären Status[27, 88, 92, 96], da Beläge und harte Krusten günstige Reservoirs für Keime und Toxine bilden. Daher sollten Hygienemaßnahme kontinuierlich[92] und konsequent durchgeführt werden[97, 98].

- **Periimplantäre Gewebsdicke:** Die große Dicke des Gewebes kann das Entfernen tiefliegender Beläge und Ablagerungen mittels üblicher Hygieneinstrumente sehr erschweren.

- **Schwäche der Verbindung (Implantat-Weichgewebe):** Da das Weichgewebe praktisch eine schwache Anhaftung mit der Implantatoberfläche aufweist, werden das Weich- und Hartgewebe nahezu uneingeschränkt externen Erregern ausgesetzt.

- **Gewebebeweglichkeit:** Wenn die das Implantat umgebenden Areale sehr beweglich sind, können mechanische Reize entstehen und das Eindringen von Bakteriellen erleichtern[72].

- **Iatrogene Faktoren:** Die Erreichbarkeit durch die Hygieneinstrumente soll nicht erschwert werden. Das zeigt sich z.B. bei kleiner Distanz zwischen zwei Implantaten oder bei schiefem Verlauf des Abutments, so dass ein spitzer Winkel zur Hautoberfläche entsteht[98-100]. Ein Steg soll ausreichend weit von der Haut entfernt sein (mind. 1,5 mm)[33, 100].

- **Zusammensetzung der Biomateriallegierung:** Die Wechselwirkungen der Biomaterialen mit Gewebszellen und Bakterien sind nicht nur von spezifischen Rezeptoren und Membran-Außenrezeptoren abhängig, sondern auch von der atomaren Geometrie und dem elektronischen Zustand der

Biomaterialoberfläche[101]. Die bakteriellen Interaktionen können durch die Komposition der Oxidschicht der Materialoberfläche beeinflusst werden. So zeigt beispielsweise Vanadium eine stärkere Adhäsion zu S. epidermidis als Reintitan[102].

2. Additive Entzündungsfaktoren

In der Literatur wurden im Zusammenhang mit intraoralen Implantaten verschiedene Faktoren als „additive Entzündungsfaktoren" beschrieben. Sie lassen sich in allgemeine und lokale Einflussfaktoren einteilen (Abb. 2 „Klinische Befunde"].

1.5.2.2. Die begleitende Mikroflora der perkutanen Implantate

Einige Studien haben die Komposition der Biozönose bei perkutanen Implantaten untersucht[81, 92, 103]. Die von Bakterien sezernierten Genprodukte „Exotoxine" und (besonders) die bakteriellen Zellwandbestandteile „Endotoxine" stellen starke entzündliche Reize dar, welche eine Zytokin-Antwort und akute Entzündungen hervorrufen können[91, 104].

Im periimplantären Sulkus ändert sich das Hautbakterien-Spektrum in Anzahl und Wachstum bestimmter Bakterien, welche nicht zur Hautflora gehören. Bei klinisch gesunder periimplantärer Haut wurden als dominante Keime Staphylokokken, Streptokokken, Bazillen sowie teilweise Pilze identifiziert. Bei der entzündeten periimplantären Haut findet man ein geringeres Bakterienspektrum und eine Dominanz bestimmter Pathogene vor[27, 81, 92, 93, 103].

S. aureus geht bei über 50% der gesunden Menschen nicht mit klinischen Symptomen einer Entzündung einher, da dieser Keim mit der Wirtsabwehr im Gleichgewicht bleibt[92, 93]. Die entzündete periimplantäre Haut ist jedoch durch die Dominanz von S. aureus charakterisiert[27, 81, 92, 103, 105, 106]. In 50% der Fälle mit blutiger Exsudation wurde S. aureus nachgewiesen[92]. Seine Toxine stimulieren die Chemotaxis der Phagozyten, B- und T-Lymphozyten sowie die Produktion von Antikörpern[75, 105]. Auch Anaerobier lassen sich im entzündeten periimplantären Sulkus nachweisen[106]. Die Hautflora ist eine wichtige Schutzlinie gegen Pathogene. Während sich bei gesunden Implantaten in 95% der Fälle der zur Hautflora gehörende, Koagulasenegative Staphylokokkus nachweisen lässt, ist bei entzündeten Implantaten in bis zu 38% der Fälle eine Kolonisation mit pathogenen Keimen, insbesondere S. aureus, zu beobachten. Die physiologische Hautflora kann durch verbesserte Hygienemaßnahmen und/oder Anwendung lokaler Antibiotika wieder hergestellt werden. Die Langzeitanwendung eines Lokalantibiotikums hat jedoch einen negativen und dramatischen Einfluss auf die residente Mikroflora und begünstigt das Wachstum von Pilzen[92].

Pilze stellen einen weiteren ätiologischen Faktor für eine Infektion dar. Die Pilzgattung Candida parapsilosis gehört nicht zur Hautflora. Sie wurde jedoch sowohl bei gesunden als auch bei infizierten perkutanen Implantaten nachgewiesen[92, 103]. Candida parapsilosis kommt oft in feuchter, schlecht belüfteter Haut vor, z.B. in Hautfalten zwischen den Fingern oder im Zwischenzehbereich sowie im Genitalbereich, und zeigen eine hohes pathologisches Potenzial für Endokarditis, Augen-, Nagel- und Hautinfektionen sowie Arthritis und Peritonitis[107]. Bei dichter großflächiger Auflage der Epithese auf der darunterliegenden Haut kann eine „feuchte Kammer" entstehen, die eine fungale Kolonisierung fördern kann[92, 103]. Da die BAHA-Geräte ein relativ kleinflächiges Hautareal bearbeiten, wurde hierbei kein fungales Wachstum entdeckt[92]. Damit die Haut belüftet werden kann, sollte die Epithese über Nacht entfernt werden[6, 97, 98].

1.5.2.3. Schutzreaktionen des Organismus

Durch das Einbringen des Implantats, eines Fremdmaterials, sowie durch das Eindringen exogener Agenzien (Bakterien, Pilzen, Toxinen...) wird der Organismus belastet. Zu bedenken ist, dass aufgrund der gestörten physikalischen Gewebsverbindung bei den perkutanen Implantaten der Einfluss der exogenen Agenzien größer sein kann als bei den intraoralen Implantaten[75]. Anhand mikrobiologischer Untersuchungen lässt sich nachweisen, dass alle periimplantären Taschen bakteriell besiedelt sind[108]. Klinische Beobachtungen zeigen jedoch, dass diese zerstörte Hautbarriere effektiv durch Abwehrmechanismen ausgeglichen werden kann. Auch ein intaktes Immunsystem wehrt eine Invasion durch

Mikroorganismen ab[77, 92] und aktiviert immunkompetente Zellen wie Plasmazellen, B- und T-Lymphozyten[73].

1.5.2.4. Klinik und Diagnose der periimplantären Entzündung

Bei der periimplantären Hautentzündung können sich die bekannten allgemeinen Entzündungszeichen manifestieren. Holgers et al.[109, 110] schlug Rötung, Vorliegen von feuchter Hautoberfläche und Granulationsgewebe als klinische Merkmale für die Einstufung des Hautirritationsgrads vor [siehe Holgers-Score, Anhang]. Zwecks objektiver Diagnose der periimplantären Entzündung erfolgten Messungen der Sulkusflüssigkeits-Flussrate (SFFR).

Der SFFR kommt bei der Untersuchung der parodontalen und periimplantären Entzündungen ein hoher diagnostischer Stellenwert zu[63, 80, 111-114]. Das diagnostische Potenzial der SFFR beruht darauf, dass – als Form der Reaktion auf eine Entzündung – die Sekretion der Sulkusflüssigkeit entsprechend dem Schweregrad der Entzündung verstärkt wird. Als weiteres Entzündungs-merkmal kann die Beschaffenheit der Sulkusflüssigkeit dienen, zumal Eiter und/oder Blut im Exsudat auf eine starke Entzündung und/oder auf die Bakterienart hinweisen können.

1.5.2.5. Therapeutisches Management der perkutanen Periimplantitis

Das Hauptziel der Therapie ist die Kontrolle der Entzündung durch die einfachste Methode. Mittelschwere Entzündungen lassen sich – unter hinreichender Instruierung des Patienten – mittels lokaler Anwendung von H_2O_2 eindämmen. Fulminante oder therapieresistente Entzündungen kommen seltener vor. In der Regel erfordern sie eine Intensivierung der lokalen Behandlungsmaßnahmen und – wenn nötig – lokale bzw. systemische Applikation von Antibiotika[II, (98, 108)]. Im Einzelfall können chirurgische Revision und Küretage des Entzündungsgewebes indiziert sein[42].

[II] In einer Studie konnten hinsichtlich der Wirksamkeit von H_2O_2 versus bestimmten lokal applizierten Antibiotika bei der Therapie der perkutanen Periimplantitis keine signifikanten Unterschiede nachgewiesen werden (Weisz I., Charité-Berlin, 2004).

1.6. Ziel der Studie

Die periimplantäre Entzündung kann ohne auffällige manifeste Symptome verlaufen und die integrierten Gewebe schädigen. Biochemische Entzündungsmarker im Sulkus können den Prozess der Entzündung objektivieren. Allerdings sind Messungen dieser Marker sehr aufwändig und im klinischen Routinealltag nicht einsetzbar. Dagegen ist die Messung der SFFR nicht nur einfach und unkompliziert, sondern macht es auch möglich, klinisch scheinbar unauffällige Entzündungen frühzeitig zu erfassen.

Der hohe Stellenwert der SFFR, als einem wichtigen klinischen Parameter in der Beurteilung gingivaler Entzündungen, konnte in mehreren Studien belegt werden[112-114]. Sowohl bei gingivalen Entzündungen als auch bei periimplantären Infektionen wurden erhöhte SFFR- und Entzündungsmarkerwerte nachgewiesen[115-119]. Es liegen nur wenige Studien zu perkutanen Implantaten oder Hautdurchleitungen vor, in denen die SFFR in Korrelation zum Schweregrad der Entzündung, jedoch ohne Berücksichtigung der biochemischen Entzündungsmarker untersucht wurde[80, 111].

Ziel der vorliegenden Studie war es, eine Validierung der SFFR mit biochemischen Entzündungsmarkern (Calprotectin, Interleukin-6) durchzuführen. Diese Sulkuskomponenten stellen wichtige Entzündungsmarker bei parodontalen Untersuchungen dar[120, 121]. Darüber hinaus wirkt Calprotectin in einem breiten Spektrum antibakteriell und antifungal[122-124]. Bei positiver Korrelation mit den Entzündungsmarkern könnte sich die SFFR als leicht bestimmbarer, zuverlässiger und objektiver Parameter für den Nachweis der extraoralen Periimplantitis und für die periimplantäre Evaluierung während des Recalls erwiesen. Als weiterer Parameter wurde Hämoglobin in der Sulkusflüssigkeit gemessen. Das Vorliegen von Hämoglobin in der Sulkusflüssigkeit kann als Hinweis auf eine lokal gestörte Permeabilität der Blutgefäße gedeutet werden. Als weiteres Ziel der Studie wurden die Wechselwirkungen dieser Sulkuskomponenten auf bestimmte Einflussfaktoren und Entzündungsmerkmale untersucht; sie werden ausführlich im Abschnitt „Diskussion" beschrieben.

2. Material und Methode

2.1. Patienten- und Probengut

Diese Untersuchung umfasste 38 Patienten (17 Männer, 21 Frauen) mit implantatbefestigten kraniofazialen Epithesen. Es wurden insgesamt 96 Implantate untersucht. Die Freilegung bzw. eine chirurgische Manipulation bei den untersuchten Implantaten musste bei Eintritt in die Studie mindestens drei Monate zurückliegen, um postoperative Entzündungsprozesse sowie das Vorliegen unreifer neugebildeter Gewebe auszuschließen. Die Patienten wurden angewiesen, ihre Implantate am Tag der Untersuchung nicht zu reinigen.

2.2. Formular „Klinische Befunde"

Die Details aller Implantatsuntersuchungen pro Patient wurden in ein Befund-Formular eingetragen. Die einzelnen Merkmale wurden in drei Hauptkategorien eingeteilt (Abb. 2):

1. Allgemeine Einflussfaktoren: Diese können die Implantate eines Patienten in gleicher Weise beeinflussen, denn sie schädigen die allgemeine Gesundheit und das Immunsystem.
2. Lokale Einflussfaktoren: Jedes Implantat ist bestimmten Einflüssen ausgesetzt, welche den jeweiligen periimplantären Status betreffen. Sie werden wiederum in Gewebs-, Implantat- und Hygiene-abhängige Faktoren gegliedert.
3. Klinische Entzündungsmerkmale: Es wurden sowohl klinische Entzündungsmerkmale erfasst als auch periimplantäre Hautirritation (Holgers-Score) sowie die SFFR bewertet.

Die untersuchten Implantatsysteme sind: Brånemark® Straumann® Epitec® Ti-Epiplating®.
Und die Abutmentsysteme sind T-Line, Z-Line, X-Line (Steco®), gegossener Steg, Plattenarm, und BAHA(Cochlear®).

Patient -Nr.: ( )	**Klinische Befunde**	Datum: . .2006

Name:	
Geschlecht: (männlich: **1**, weiblich: **2**)	
Alter (Jahre):	

Allgemeine Einflussfaktoren

	0: Nein, 1: Ja	Quantum	Zeitraum
1. Regelmäßiger Nikotinkonsum			
2. Regelmäßiger Alkoholkonsum			
3. Bestrahlung in Region des Implantats			
4. Chemotherapie gegen einen Tumor			
5. Sauerstofftherapie HBO			
6. Einnahme von Kortison, Immunsuppressivum			
7. Allgemeinerkrankungen (intestinale) (welche?)			
8. Dauermedikationen (welche?)			

Foto

Implantat-Nr.:	1	2	3	4	5	6
Entnahme-Code: Patienten-Nr. + Implantat-Nr. XXYY						
Röhrchen-Nr. (1, 2, 3, …100):						

Lokale Einflussfaktoren
Gewebsabhängige Faktoren

1. Grund des Defektes (1: Fehlbildung, 2: Tumorresektion, 3: Unfall, 4: Verbrennung)						
2. Freilegung des Implantats (Jahre)						
3. Implantatregion (1: Mastoid, 2: Orbita, 3: Nase, 4: Kiefer, 5: BAHA)						
4. Lokale Implantatanordnung (Zeichnen)						
5. Art des Gewebes (Normale Haut / Abnormales Gewebe [narbig, Spalthaut, Mukosa])						
6. Bewegung des Gewebes während mimischer Aktivitäten (1: Nein, 2: Ja)						
7. Beweglichkeit nach Hautstreckung (0: 0 mm, 1: < 1 mm, 2: = 1 mm, 3: > 1 mm [n. Gitto])						
8. Periimplantäre Sondierungstiefe (mm) durch stumpfe Parodontalsonde						

Epithesen-, Implantat-abhängige Faktoren

9. Implantatsystem (1: Brånemark, 2: Straumann, 3: Epitec, 4: Ti-Epiplating)						
10. Abutmentsystem (1: T, 2: Z, 3: X, 4: gegossener Steg, 5: Plattenarm, 6: BAHA)						
11. Lockerung des Abutments (1: Nein, 2: Ja)						
12. Kontakt des Sulkusrandes mit dem Epithesenmaterial (1: Nein, 2: Ja)						

Hygieneabhängige Faktoren

13. Hygienefrequenz (1: täglich, 2: alle 2-3 Tage, 3: seltener)						
14. Hygienemittel (1: Wasser, 2: H_2O_2, 3: Antibiotika-Salbe [welche?])						
15. Krustenansammlungs-Index (0, 1, 2, 3 [n. Toljanic et al., 1995])						

Bewertung der klinischen Entzündungsmerkmale

1. Score: Klinische Bewertung der Hautirritation (0, 1, 2, 3, 4 [n. Holgers et al 1987])						
2. Exsudat (1: kein, 2: serös, 3: eitrig, 4: blutig)						
3. Radius der periimplantären rötlichen Zone (0: 0 mm, 1: 1 mm, 2: 2 mm, 3: ≥ 3 mm)						
4. Schmerzen (1: keine, 2: durch Sonde, 3: spontan)						
5. Blutungs-Index (1: kein, 2: durch Sonde, 3: spontan)						
6. SFFR (Periotron-Wert)						
7. SFFR (0-1,2 µl/st)						
8. Nachweis von Blut auf dem Papierstreifen (1: Nein, 2: Ja)						

Klinische Hautirritation (Holgers)	**Krustenansammlung (Toljanic)**
Grad 0: keine klinische Hautirritation	**Grad 0**: Keine Ansammlung
Grad 1: milde, lokale Hautirritation mit leichter Rötung	**Grad 1**: Minimale bis moderate Menge von Krusten
Grad 2: gerötet und feucht	**Grad 2**: Moderate bis starke Ansammlung von Krusten
Grad 3: gerötet, feucht, Bildung vom Granulationsgewebe	**Grad 3**: Starke Ansammlung von Krusten
Grad 4: Weichgewebsreaktion ist intensiv, Explantation ist nötig	

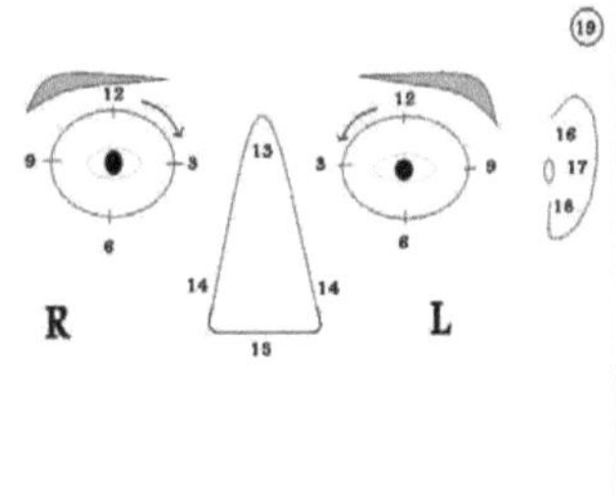

Beweglichkeit nach Hautstreckung: Die Haut am Implantathals wurde mit dem Zeigefinger nach lateral gestreckt und die abgebildete Distanz zwischen Implantathals und Sulkuskante gemessen.

Abb. 2 Klinischen Befunde

2.3. Messung der SFFR (Periotron 8000®)

Das Flüssigkeitsvolumen wurde mit Hilfe des Periotron8000® (Oraflow Inc., USA) ermittelt. Dabei handelt es sich um ein elektrisches Instrument zur Bestimmung der Mikrofeuchtigkeit, das für die Messung des Sulkusflüssigkeitsvolumens eingesetzt wurde.

Für die Sammlung der Flüssigkeit wurden spezielle Periopapier-Streifen (Oraflow Inc., USA) verwendet, welche ein Flüssigkeitsvolumen bis zu 1,2µl aufsaugen oder aufnehmen können. Der Papierstreifen mit der abgesaugten Flüssigkeit wird zwischen den beiden Elektroden des Geräts gelegt. Nachdem der Papierstreifen mit der abgesaugten Flüssigkeit zwischen die beiden Elektroden des Geräts gelegt wurde, wurde entsprechend des Flüssigkeitsvolumens die elektrische Leitung bestimmt und in einen digitalen Wert umgesetzt. Das Gerät wurde nach Herstellerangaben kalibriert, indem Humanserum[III] in einer Menge von 0-1,2 µl und in 0,1-µl-Schritten auf dem Papierstreifen aufgetragen wurden. Die Kalibriermessungen erfolgten als Dreifach-Bestimmungen. Aus ihren Mittelwerten wurde eine 4-polynomial-geordnete Standardkurve erstellt (Abb. 3). Denn die Anwendung der polynomialen Regressionsgleichung 4. Ordnung bietet einen besseren Koeffizienten für die Bestimmung (R^2: 0,999)[125-127]. Die Periotron-Werte konnten dann durch Extinktion in Mikroliter umgerechnet werden. Vor jeder Messung wurde das Gerät durch wiederholtes Einlegen von trockenen Papierstreifen auf Null gesetzt.

[III] Die Zusammensetzung von Humanserum und periimplantatsulkusflüssigkeit sind annährend identisch.

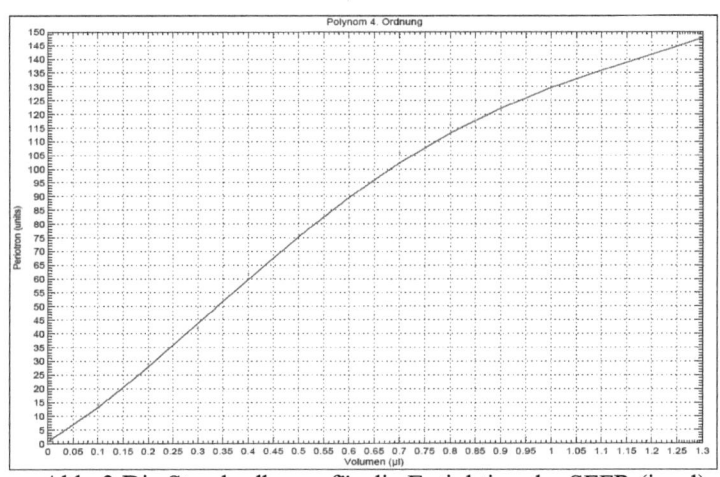

Abb. 3 Die Standardkurve für die Extinktion der SFFR (in µl)

2.4. Gewinnung der Proben

2.4.1. Vorversuche

Vor dem Sammeln der Hauptproben wurde ein Vorversuch durchgeführt. Dafür wurden zwölf Proben in unterschiedlichen Verdünnungsgraden angefertigt und ELISA-Teste für Calprotectin, IL-6 und Hb durchgeführt. Dadurch konnten die ungefähren Konzentrationen und die Wirksamkeit der Kits ermittelt werden. Das war erforderlich, um den Verdünnungsgrad und die Richtverteilung der Proben zu bestimmen.

2.4.2. Hauptversuche

2.4.2.1. Vorbereitung der Probenröhrchen

Alle Röhrchen wurden beschriftet, mit 200µl Glycol/PBS-50% (Ethylenglykol > 98,0%; PBS: Dulbecco's Phosphat Buffered Saline ohne Kalzium/Magnesium) gefüllt, dicht verschlossen und bei einer Temperatur von 4-8°C gekühlt.

2.4.2.2. Sammeln der Proben

Die Untersuchung aller Patienten sowie das Sammeln der Proben erstreckten sich über eine Zeitspanne von etwa zwei Monaten.

Bei jedem Patienten wurde zuerst das Befundformular (allgemeine und lokale Einflussfaktoren sowie klinische Entzündungsmerkmale) ausgefüllt. Vor der Probenentnahme und der SFFR-Messung wurden die oberflächlichen Krusten so sanft wie möglich mit einer nicht-saugfähigen Kürette entfernt, damit kein Flüssigkeitsverlust entstand. Denn die an der Abutment-Oberfläche akkumulierten Krusten können zu falsch-positiven Ergebnissen führen[128]. Da das Sulkusepithel keine feste Verbindung zum Abutment aufweist, konnte durch einen Fingerzug ein freier Raum für den Papierstreifen geschaffen werden. Wenn auf diese Weise wegen des Gewebswiderstands nicht die gewünschte Breite geschaffen werden konnte, wurde eine stumpfe Parodontalsonde zur Hilfe genommen. Diese wurde vorsichtig und unter kontinuierlichem Kontakt mit dem Abutment in den Sulkus eingeführt und in zwei Dimensionen bewegt, bis anschließend ein genügend großer Raum geschaffen wurde. Das Einlegen der Papierstreifen wurde standardisiert, indem der Streifen bis zu einer Tiefe von max. 2 mm in die periimplantäre Manschette eingeführt und für eine einheitliche Aufsaugdauer (eine Minute) belassen wurde. Der Streifen wurde anschließend schonend herausgezogen und das abgesaugte Flüssigkeitsvolumen mit Hilfe des Periotron 8000® bestimmt. Danach wurde der Streifen unverzüglich in ein Röhrchen (200µl Glycol/PBS-50%) eingelegt, die Kappe dicht verschlossen, 10 sek. geschüttelt und bis zum Analysetag bei einer Temperatur von -20°C gelagert. Während der Probenentnahme wurden die Proben ständig gekühlt. Die Sondierungstiefe wurde erst nach der Probenentnahme gemessen, da sie zur Gewebsirritation und somit zu falsch-erhöhter Sekretion hätte führen können.

2.5. Laborprozeduren

Die Laborprozeduren wurden in vier Schritten bzw. Phasen durchgeführt.
1. Vorbereitung und Verteilung der Proben
2. Durchführung der ELISA für Interleukin-6 (IL-6)
3. Durchführung der ELISA für Calprotectin (Calp)
4. Durchführung der ELISA für Hämoglobin (Hb)

Alle Messungen außer der Hb-Messung wurden im Labor unserer Abteilung durchgeführt. Die Hb-Messung wurde jedoch im Labor von Herrn Kage (DRK-Klinik, Berlin) durchgeführt.

2.5.1. Vorbereitung und Verteilung der Proben

2.5.1.1. Vorbereitung der Geräte und der leeren Röhrchen

Der Schüttler wurde für 24 Stunden und die Kühlzentrifuge für eine Stunde bei 4°C vorgekühlt.

Unter sterilen Bedingungen wurden leere Röhrchen für IL-6, Calp und Hb beschriftet und verteilt. Die leeren Calp-Röhrchen wurden mit 100µl Glycol/PBS-50% befüllt.

2.5.1.2. Eluierung des Proteingehalts aus den Papierstreifen

Zunächst wurden die Proben wurde gerüttelt bei 30 min, 4°C, 700 rpm. (IKA-Schüttler MTS 4) und anschließend in zwei Phasen zentrifugiert (Eppendorf EBA 12R):

1) 2 min, 4°C, 5.000 rpm; anschließend Entfernung des Streifens durch Pipettenspitze.
2) 10 min, 4°C, 10.000 rpm; anschließend Abpipettieren von 180µl Überstand (in zwei Phasen – siehe 2.5.1.4.).

2.5.1.3. Verteilung der Proben

Die Proteinkonzentration jedes Streifens wurde bereits in 200µl Glycol/PBS-50% verdünnt.

Der Verdünnungsgrad ab diesem Schritt wurde bei 1:1 begonnen.

Der Überstand (180µl) wurde auf drei neue Röhrchen verteilt:

- 100µl   IL-6   Verdünnungsgrad 1:1   am Vorbereitungstag
- 10µl   Calp   Verdünnungsgrad 1:10   am Vorbereitungstag

             Calp   Verdünnungsgrad 1:30   am Analysetag (mit Waschpuffer)
- 50µl   Hb   Verdünnungsgrad 1:1   am Vorbereitungstag

             Hb   Verdünnungsgrad 1:10-1:40   am Analysetag (mit Probenpuffer)

2.5.1.4. Vorbereitung der Hb-Proben

Bevor der 50-µl-Anteil für den Hb-Test abpipettiert wurde, wurden die Proben auf -80°C zweimal eingefroren und aufgetaut. Mit diesem Verfahren konnte sichergestellt werden, dass alle Zellen lysiert wurden (Kryolyse).

Der geringe Anteil nicht-lysierter Erythrozyten und die Protein-Präzipitate (als Sedimente) wurden durch eine Zentrifugation (2 Min. bei 5.000 rpm und 4 °C) abgetrennt.

Anschließend wurden je 50 µl in die mit „Hb" vorbeschrifteten leeren Röhrchen gefüllt.

Alle Proben wurden bis zum Analysetag bei -20°C in verschiedenen Kartons gelagert.

Die oben beschriebene Eluierung hinterlässt nur minimale, vernachlässigbare Proteinreste auf den Papierstreifen[129].

2.5.2. ELISA-Test für das Interleukin-6 (IL-6) (Abb. 4)

Für die Bestimmung der IL-6-Konzentrationen wurde ein ELISA-Kit (Human IL-6 ELISA BMS 213/2 Bender MedSystems GmbH, Wien, Österreich) verwendet. Dieser „Sandwich"-Kit Enzyme Linked Immunosorbent Assay (ELISA) bestand aus einer Mikrotiterplatte (96 Vertiefungen), deren Boden mit dem Antikörper Human-IL-6 beschichtet war, Waschpuffer, Probenpuffer, Biotin-Konjugat, Streptavidin-HRP, Substrat, Stoplösung, Eichkurven-Standard und Kontrollen.

Alle Messungen wurden als Doppelbestimmungen durchgeführt. Vor der Ausführung und nach jedem Reaktionsschritt wurde die Platte zweimal gewaschen, um nichtgebundene Elemente zu entfernen. Die zu messenden Proben wie auch die Standardlösungen mit bekannten IL-6-Konzentrationen wurden in die einzelnen Vertiefungen pipettiert. Im Anschluss wurde eine Lösung mit Biotin-markierten Antikörpern gegen IL-6 hinzugegeben. Nach einer Inkubationszeit von 2h bei Raumtemperatur unter gleichmäßiger rotierender Bewegung hatte das Antigen IL-6 fest an den stationären IL-6-Antikörper gebunden, welcher von dem Biotin-markierten Antikörper in Form einer Kette gebunden wurde. In der folgenden Inkubationszeit von 1h unter gleichen Bedingungen koppelte an den Biotin-markierten AK eine Streptavidin-HRP, welche durch das hinzugegebene TMB-Substrat nach ca. 20 Min. eine sichtbare blaue Farbreaktion hervorrief. Mit einer 1-molaren Phosphorsäure wurde diese Reaktion gestoppt, und es erfolgte ein Farbumschlag zu gelb.

Die Proben wurden im Anschluss an einem Mikrotiterplatten-Photometer (Dynatech MR 5000; Dynatech Laboratories, Alexandria, VA; Filter 450 nm / Referenzfilter 630 nm) gemessen. Die Intensität des entstandenen Farbproduktes war proportional zu der IL-6-Konzentration in den Proben. Anhand der Extinktionen der Standardkurve, deren IL-6-Konzentration bekannt war, erfolgte die Umrechnung der mOD-Werte in pg/ml-Angaben.

2.5.3. ELISA-Test für das Calprotectin (Abb. 4)

Die Calprotectin-Konzentrationen wurden mittels ELISA bestimmt (MRP8/14: Immundiagnostik AG, Bensheim). Dieser Kit bestand aus einer Mikrotiterplatte (96 Vertiefungen), deren Boden mit dem Antikörper Human-Calprotectin beschichtet war, Waschpuffer, Biotin-Konjugat, Streptavidin-HRP, Substrat, Stoplösung, Eichkurven-Standard und Kontrollen.

Zunächst wurde die geplante Verdünnung der bereits gelagerten Zwischenverdünnung (110µl; 1:11) durch Zugabe vom 190µl Waschpuffer durchgeführt. Es wurde anschließend ein Endverdünnungsgrad von 1:30 erreicht.

Vor der Ausführung und nach jedem Reaktionsschritt wurde die Platte ebenfalls zweimal gewaschen. Die zu messenden Proben wie auch die Standardlösungen mit bekannten Calprotectin-Konzentrationen wurden in die einzelnen Vertiefungen für Doppelbestimmungen pipettiert. Nach einer Inkubationszeit von 1h bei 37°C unter gleichmäßigen rotierenden Bewegungen (Schüttler: Heidolph Rotamax 120) hatte das Antigen (Calprotectin) fest an den stationären Calprotectin-Antikörper gebunden. Im nächsten Schritt wurde eine Lösung mit Biotin-markierten Antikörpern gegen Calprotectin hinzugegeben, welche unter gleichen Inkubationsbedingungen in Form einer Kette an den bereits stationären Antigen-Antikörper-Komplex gebunden wurden.

In der nächsten Inkubationszeit und unter gleichen Bedingungen koppelte sich eine Streptavidin-Peroxidase an den Biotin-markierten Antikörper. Nach Zugabe von TMB-Substrat entwickelte sich nach ca. 15 Min. eine sichtbare blaue Farbreaktion und wandelte sich nach dem Reaktionsstopp zu gelb um. Wie bei der IL-6-Bestimmung wurden nach dem Aufbau der Standardkurve die mOD-Werte in ng/ml-Werte umgerechnet.

2.5.4. ELISA-Test für das Hämoglobin (Hb) (Abb. 5)

Die Messung der Hämoglobin (Hb)-Konzentrationen erfolgte durch den kompetitiven Hb-ELISA (AptaRes®, Luckenwalde). Dieser Kit bestand aus Mikrotiterplatten (6 x 96 Vertiefungen), Kopplungspuffer, Waschpuffer, Probenpuffer, Streptavidin-POD, TMB-Reagenz, Substrat-Puffer, Hb-spezifischem Antikörper und Hb-Standard. Der ELISA wurde an drei aufeinanderfolgenden Tagen durchgeführt.

Nach Vorbereitung der Hb-Lösung (1 µg/ml Kopplungspuffer) erfolgte die Beschichtung der Mikrotiterplatte durch Gabe von 100 µl Hb-Lösung pro Vertiefung, anschließend wurde die Platte bei 4°C über Nacht inkubiert. Dadurch konnten sich die humanen Hb-Teilchen fest an die MaxiSorp-Oberfläche der Vertiefungen binden. Die nichtgebundenen Proteine wurden im nächsten Schritt durch den Waschautomaten (Columbus, Firma TECAN®) von der Platte gespült. Die zu messenden Proben wie auch die hergestellte Standardreihe mit bekannten Hb-Konzentrationen wurden in die entsprechenden Vertiefungen pipettiert. Die Ansätze wurden als Doppelbestimmung auf die Platte gegeben. Der spezifische Binder (Hb-Antikörper) wurde anschließend auf die Platte pipettiert, die danach für 2h unter gleichmäßiger Bewegung bei Raumtemperatur rotiert und dann bis zum Folgetag bei 4-8°C inkubiert wurde. Während dieser Zeit bindet das Hb der Proben bzw. des Standards und in Konkurrenz dazu das stationäre Hb an den Antikörper. Das frei in der Lösung befindliche Hb wirkt kompetitiv zum stationären Hb. Je mehr freies Hb vorhanden ist, umso mehr Antikörper wird gebunden und kann nicht an das Festphasen-Hb binden. Nach einem Waschschritt am nächsten Tag, durch den freies Hb mit gebundenem Antikörper aus den Vertiefungen gewaschen wurde, erfolgte die Zugabe von Streptavidin-POD (1h, leicht-rotierende Bewegung) und danach von TMB-Substrat. Innerhalb von zehn Minuten erfolgte ein Farbumschlag von klar zu blau. Diese chromogene Reaktion wurde durch (4N H_2SO_4) gestoppt und von einem reaktivem Farbumschlag zu gelb begleitet. Diese Farbe wurde anschließend an einem Mikrotiterplatten-Photometer (TECAN® ULTRA 384) bei einer Messwellenlänge von 450 nm (Referenzwellenlänge: 492 nm) gemessen. Die Intensität des entstandenen Farbproduktes war logarithmisch indirekt proportional zur Analysat-

Konzentration (Hb) in den Proben. Software-gestützt erstand aus den Extinktionen der Standardreihe die Standardkurve, aus der die Massenkonzentrationen (Hb; in µg/ml) ermittelt wurden.

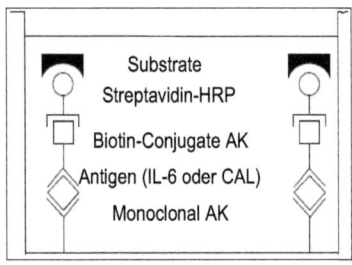

Abb. 4 Schematische Darstellung der Kettenform bei „Sandwich"-ELISA

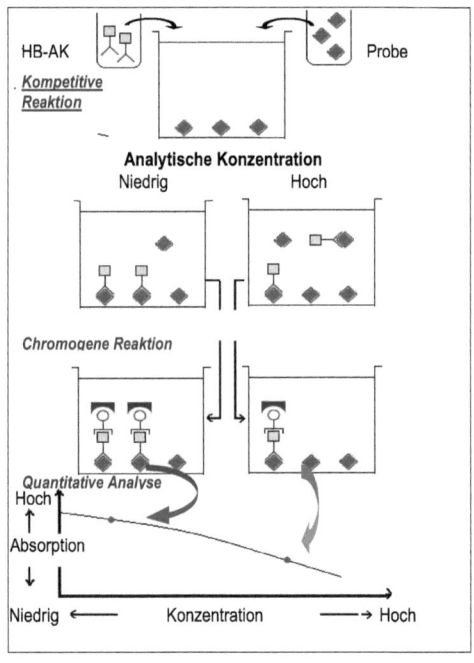

Abb. 5 Schematische Darstellung der Funktion des kompetitiven ELISA-Tests

2.6 Berechnung der Ergebnisse

2.6.1. Berechnung der tatsächlichen Konzentration / Bereinigung vom systemischen Blutanteil

Für die Berechnung der tatsächlichen Konzentrationen sollen die ersten Ergebnisse durch den Verdünnungsgrad multipliziert werden. Darüber hinaus soll der Anteil durch Blutkontamination (systemischer Anteil) beseitigt werden.

Das Blut wurde bei manchen Proben wie Flecken auf dem Streifen beschrieben. Bei anderen Proben war die ganze abgesaugte Flüssigkeit verhältnismäßig rot verfärbt, was auf gelöste Hämoglobin-Teilchen hinweisen könnte. Bei den übrigen Proben war die Flüssigkeit hell und klar. Die erste Gruppe wurde während der Messung vermerkt, da sie für den Hb-ELISA-Test stärker verdünnt werden musste.

Für die Bereinigung der Ergebnisse vom Bluteinfluss muss das mitabsorbierte Blutvolumen berechnet und von der gesamt-gemessenen SFFR abgezogen werden.

Als Beispiel wird die Probe Nr. 1 wie folgt berechnet:

Ruhdaten: ($♀$) ; SFFR = 0,55µl; Hb = 4,435 µg/ml; Calp = 96,138 ng/ml; IL-6 = 7,51 pg/ml

Verdünnungsgrad: Hb = 1:2.000, Calp = 1:6.000, IL-6 = 1:200

Volumen(t) x Konzentration(t) = Volumen(v) x Konzentration(v)   [t: tatsächlich; v: verdünnt]

➔ Hb(t) = 4,435 x 2000 / 0,55 = **1,613 x10^4 µg/ml** (tatsächliche Hb-Konzentration im Sulkus)

Für die Messung des Blutvolumens wurden die allgemein-bekannten Hb-Konzentrationen für Frauen und Männer angewendet. $♂$: 16 x10^4 µg/ml; $♀$: 15 x10^4 µg/ml oder (16 g/dl; 15 g/dl).

Blutvolumen x Hb (des Reinbluts im Sulkus) = SFFR x Hb (des verdünnten Bluts im Sulkus)

➔ Blutvolumen = 0,55 x 1,613 x10^4 / 15 x10^4 = **0,06µl** (absorbiertes Volumen des Reinbluts)

Bei der Messung der Blutvolumina wurde der Geschlechterunterschied berücksichtigt.

Anschließend wurde die tatsächliche SFFRt berechnet.

➜ SFFRt = SFFR − Blutvolumen = 0,55 − 0,06 = **0,49µl** (Sulkusflüssigkeit ohne Blut)

Für die Berechnung der tatsächlichen Konzentrationen von Calprotectin und IL-6 wurde die Gleichung wie oben, nach Abzug des Blutvolumens, angewendet:

Calp(t) = 96,138 x 6000 / 0,49 = **1.177,2 µg/ml** (tatsächliche Calp-Konzentration im Sulkus)

IL-6 (t) = 7,51 x 200 / 0,49 = **0,3065 µg/ml** (tatsächliche IL-6-Konzentration im Sulkus)

2.6.2. Messen von Calprotectin und Interleukin-6 im Blut

Wegen des Bluteintritts in den Sulkus könnten die tatsächlichen Konzentrationen von IL-6 und Calprotectin im Sulkus verändert werden, da Blut bestimmte Konzentrationen von Calprotectin und IL-6 enthalten kann. Daher wurden von 16 Patienten nach einer Nadelstichverletzung[IV] Reinblut-Proben mittels Papierstreifen gesammelt und mit Hilfe des Periotron ihre Volumina gemessen. Die Proben wurden genauso behandelt wie alle anderen normalen Implantat-Proben. Die Konzentrationen von Calp und IL-6 im Blut wurden durch ELISA erfasst und die Mittelwerte berechnet: Calp = 86 µg/ml, IL-6 = 0 µg/ml.

Diese Konzentrationen waren im Vergleich zu den Konzentrationen im Sulkus sehr niedrig. Da die eingedrungenen Blutvolumina minimal waren, waren die Konzentrationsänderungen minimal und vernachlässigbar.

[IV] Bei einer Routine-Blutabnahme der stationären Patienten.

2.6.3. Berechnung des Gesamtgehaltes (GH)

Der Gesamtgehalt eines Markers kann wie folgt definiert werden: Marker-Gesamtmenge (in Gramm), die innerhalb einer bestimmten Zeit (z.b. pro Minute) von standardisierten Papierstreifen absorbiert wurde. Sie lässt sich mit der Gleichung: Gesamtgehalt = Konzentration x Volumen berechnen.

Calp-Konz. = 1177,2 µg/ml = 1177,2 **ng/µl**

Calp (GH) = 1177,2 (ng/µl) x 0,49 (µl) = **576,8 ng/st**

IL-6 (GH) = 0,3065 (ng/µl) x 0,49 (µl) = **0,150** ng/st

Hb (GH) = $1,613 \cdot 10^4$ (ng/µl) x 0,55 (µl) = **8,870** µg/st

st: standardisierte Bedingungen[V] (1 min Absaugzeit; 2 mm Tiefe; ähnliche Papierstreifen)

2.7. Statistische Untersuchungen

Für die statistische Auswertung wurde das Statistikprogramm SPSS 14.0.1 (2005) für Windows (LEAD Technologies, Inc.) und Microsoft Excel 2000 Home Edition verwendet.

Für alle Analysen wurden nichtparametrische Tests durchgeführt. Für alle Variablen wurden Mediane und Quartile angegeben[VI]. Als graphische Darstellung wurden Box-Plots gewählt. Das Signifikanzniveau wurde auf α=0,05 festgelegt. Bei nicht signifikanten Werten wurde die Abkürzung „n.s." angegeben. Merkmale, welche mit geringerer Häufigkeit (< 5) auftraten (Chemotherapie, HBO, spontane Schmerzen, spontane Blutung, Lockerung des Abutments), wurden nicht statistisch berechnet, sondern nur deskriptiv aufgeführt.

Die Beziehungen der metrischen Parameter untereinander (SFFR und Entzündungsmarker) wurden durch die Korrelationsanalyse nach Spearman untersucht. Für metrische und ordinale Variablen wurde der Mann-Whitney-U-Test

---

[V] Bei Änderungen dieser Bedingungen ändert sich der Gesamtgehalt, nicht aber die Konzentration.
[VI] Um die Tabellen nicht unnötige zu erweitern, wurden in den Tabellen im Anhang nur die Median-Werte ohne Quartile angegeben.

bzw. der Kruskal-Wallis-Test verwendet. Für die Untersuchung der Beziehungen zwischen kategorialen Variablen wurden Kreuztabellen und der χ^2-Test genutzt.

Die statistische Analyse wurde nach Beratung durch einen Mitarbeiter des Instituts für Biometrie und Klinische Epidemiologie der Charité Berlin vom Doktoranden selbst durchgeführt.

3. Ergebnisse

3.1. Deskriptive Beschreibung der Stichprobe

3.1.1. Beschreibung allgemeiner Einflussfaktoren

Die Stichprobe enthielt 38 Patienten mit 96 Implantaten. Bei allen bis auf zwei Patienten wurden ein bis drei Implantate untersucht (Mittelwert: MW = 2,5 Implantate/Patient).

	n	Alter min.	Alter max.	Alter (MW)	Implantate
Männer	17	16	85	52±23	41 (43%)
Frauen	21	18	86	58±22	55 (57%)
Gesamt	38	16	86	54±22	96 (100%)

Tab. 1 Implantate in Korrelation zu Alter und Geschlecht

Kein Patient hat ein Immunsuppressivum eingenommen. Faktoren wie Chemotherapie, HBO-Therapie oder intestinale Krankheiten wurden jeweils nur bei einem Patienten festgestellt.

Allgemeine Einflussfaktoren	Implantate		
	Männer	Frauen	Gesamt
Regelmäßiger Nikotinkonsum[VII]	30 (73%)	49 (89%)	79 (82%)
Kein regelmäßiger Nikotinkonsum	11 (27%)	6 (11%)	17 (18%)
Regelmäßiger Alkoholkonsum[VIII]	34 (83%)	52 (95%)	86 (90%)
Kein regelmäßiger Alkoholkonsum	7 (17%)	3 (5%)	10 (10%)
Bestrahlung im Implantatsbereich	32 (78%)	39 (71%)	71 (74%)
Keine Bestrahlung im Implantatsbereich	9 (22%)	16 (29%)	25 (26%)
Chemotherapie	0 (0%)	3 (5%)	3 (3%)
Keine Chemotherapie	41 (100%)	52 (95%)	93 (97%)
Sauerstofftherapie HBO	5 (12%)	0 (0%)	5 (5%)
Keine Sauerstofftherapie HBO	36 (88%)	55 (100%)	91 (95%)
Keine Allgemeinerkrankungen	21 (51%)	33 (60%)	54 (56%)
Mind. 1 Allgemeinerkrankung	20 (49%)	22 (40%)	42 (44%)
Dauermedikationen	21 (51%)	28 (51%)	49 (51%)
Keine Dauermedikationen	20 (49%)	27 (49%)	47 (49%)

Tab. 2 Implantate in Korrelation zu allgemeinen Einflussfaktoren und Geschlecht

---

[VII] Definition „Regelmäßiger Nikotinkonsum": Konsum von mind. 3 Zigaretten täglich
[VIII] Definition „Regelmäßiger Alkoholkonsum": Konsum von Alkohol fast täglich

3.1.2. Beschreibung der lokalen Einflussfaktoren

Gewebeabhängige Faktoren

3.1.2.1. Ursachen der Defekte

Während in einem Drittel der Fälle die untersuchten Implantate wegen fehlgebildeten Ohren eingesetzt worden sind, war in den anderen zwei Drittel der Fälle die Implantation aufgrund ablativbedingten Entstellungen indiziert. In unserer Stichprobe befanden sich keine Patienten mit Zustand nach Trauma oder Verbrennung.

Es wurde festgestellt, dass das Durchschnittsalter der Patienten mit Fehlbildungen deutlich geringer war als in der Gruppe mit maxillofazialen Ablationen ($p < 0,0005$).

Ursache des Defektes	Implantate	Alter (MW, Jahre)
Fehlbildung	32 (33%)	30±12
Tumorresektion	64 (67%)	66±16
Trauma/Verbrennungen	(0%)	-

Tab. 3 Ursache des Defekts in Korrelation zu Alter und Allgemeinerkrankungen

3.1.2.2. Freilegung des Implantats

Die Freilegung des Implantats erfolgte vor 3 Monaten bis 14 Jahren (MW = 5,5±4,3 Jahre).

Das Brånemark®-System zeichnet sich im Vergleich zum Straumann®-System durch einen früheren und dadurch längerfristigeren Einsatz aus ($p < 0,0005$).

Freilegung vor	Brånemark®	Straumann®	Epitec®	Ti-Epiplating®	Gesamt
0-5 Jahren	2 (4%)	42 (81%)	3 (6%)	5 (9%)	52 (54%)
6-10 Jahren	20 (67%)	8 (27%)	2 (6%)	0 (0%)	30 (31%)
11-15 Jahren	10 (71%)	4 (29%)	0 (0%)	0 (0%)	14 (15%)
Gesamt	32 (34%)	54 (56%)	5 (5%)	5 (5%)	96 (100%)

Tab. 4 Implantatsysteme in Korrelation zur Dauer der Freilegung

3.1.2.3. Implantatregion

In 46% der Fälle lagen die Implantate im Bereich des Mastoid, in 45% an der Orbita sowie in weiteren sieben Prozent im Nasenbereich. Zwei BAHA-Implantate(temporal) wurden nur bei einer Patientin mit einer beidseitigen Ohrdysplasie untersucht. Die in unserer Stichprobe erfassten Orbita- und Nasendefekte waren jeweils auf Ablationen und 68% der Implantate im Ohrbereich auf angeborene Ursachen zurückzuführen. Die Angabe der Patienten mit Zustand nach Tumorresektion bezieht sich auf alle Regionen (Abb. 6).

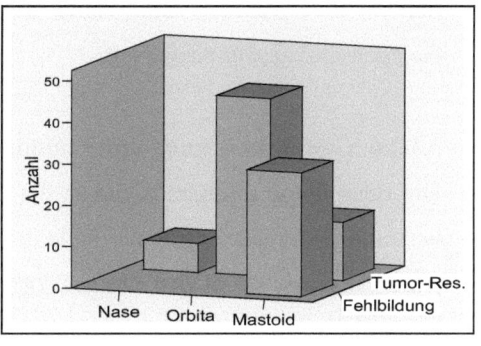

Abb. 6 Implantatregion in Korrelation zur Defektursache

3.1.2.4. Lokale Implantatanordnung (Abb. 7)

- In der Orbita befanden sich die Implantate häufig in den Bereichen 9 und 10 (insgesamt 44%).
- Die Implantate im Mastoid waren gleichmäßig auf die Bereiche 16, 17 und 18 verteilt.
- In der Nasenregion lag ein Implantat an Stelle 13. Die übrigen Implantate waren an Stelle 14 lokalisiert.

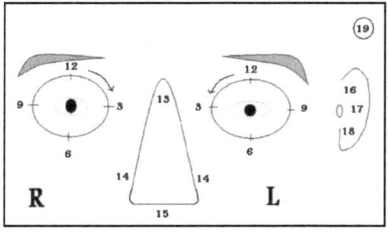

Abb. 7 Schematische Darstellung der lokalen Implantatanordnung

Areal	Orbita					Mastoid			Nase	BAHA
Ort	1-8	9	10	11	12	16	17	18	13, 14	19
Impl.	10 (23%)	9 (21%)	10 (23%)	7 (16%)	7 (16%)	15 (34%)	14 (32%)	15 (34%)	7	2

Tab. 5 Anzahl der beobachteten Implantate pro Region

3.1.2.5. Periimplantäres Weichgewebe

Das periimplantäre Gewebe war makroskopisch in 92% der Fälle normale Haut. Andere Gewebearten, wie narbiges Bindegewebe, Spalthaut, Mukosa, Übergang Haut-Schleimhaut, wurden jeweils lediglich bei 3%, 1%, 1% sowie 3% aller Implantate beobachtet und daher innerhalb einer Kategorie (Nicht-normales Hautgewebe) zusammengefasst.

3.1.2.6. Gewebsbewegung unter mimischen Aktivitäten

Die Beurteilung erfolgte, nachdem der Patient seine Gesichtsmuskulatur mimisch betätigte. Während in 76% der Fälle die Implantate durch festes Gewebe gesichert waren, wurden sie in den übrigen 24% von Bewegungen der Mimikmuskulatur beeinflusst.

3.1.2.7. Beweglichkeit des Gewebes durch Hautstreckung (Score)

In 72 Fällen (75%) ergab die Messung eine Entfernung von ≤ 1 mm sowie bei 24 Patienten (25%) eine Streckung >1 mm.

3.1.2.8. Periimplantäre Sondierungstiefe

Die Sondierungstiefe betrug zwischen 1 und 6 mm [Med. (Q1-Q3) = 3 (2-4) mm].
Je nach Sondierungstiefe wurden zwei Gruppen kategorisiert:
G1: eine Tiefe von 1-3 mm (bei 68 Implantaten = 71%) sowie
G2: eine Tiefe von 4-6 mm (bei 28 Implantaten = 29%).

Epithese- sowie Implantat-abhängige Faktoren

3.1.2.9. Implantatsystem

In insgesamt 90% der Stichproben lagen zylinderförmige Systeme (Straumann®, Brånemark®) vor. In den übrigen zehn Prozent waren gitterförmige Systeme verwendet worden (Tab. 4).

3.1.2.10. Abutmentsystem
Am häufigsten wurde das X-Line-System verwendet, gefolgt vom T-Line-System (Teleskop).

Abutmentsystem	X-Line	T-Line	Steg	Plattenarm	BAHA	Z-Line
Gesamt	58 (61%)	17 (18%)	10 (10%)	7 (7%)	2 (2%)	2 (2%)

Tab. 6 Verteilung der verwendeten Abutmentsysteme

3.1.2.11. Lockerung des Abutments
Bei zwei Patienten wurde eine Lockerung des Abutments festgestellt. Im ersten Fall hatte sich das aufgeschraubte Abutment (T-Line) teilweise vom Implantat (Straumann®) gelöst. Im zweiten Fall rührte die Lockerung von einem gebrochenen Plattenarm (Epitec®) her.

3.1.2.12. Kontakt des periimplantären Sulkus mit dem Epithesenmaterial
Alle untersuchten Epithesen sind aus Silikon hergestellt. Bei fünf Implantaten (Straumann® mit T-Line) von 3 Patientinnen konnten direkte Kontakte zwischen dem Silikonmaterial und der periimplantären Sulkuskante festgestellt werden.

Hygieneabhängige Faktoren

3.1.2.13. Hygienefrequenz
Es wurde nach der Häufigkeit der durchgeführten Hygienemaßnahmen gefragt. 30 Patienten (75% d.F.) gaben tägliche Routinehygiene sowie acht Patienten (25% d.F.) Hygiene-Maßnahmen alle 2-3 Tage an. Zwischen den Geschlechtern lagen keine signifikanten Unterschiede vor. Nach Dauer und Häufigkeit der Hygienemaßnahmen pro Tag wurde nicht gefragt.

3.1.2.14. Hygienemittel

Alle Patienten hatten für ihre periimplantäre Implantatpflege das gleiche Hygienemittel verwendet. Eine tägliche lokale Antibiotika-Applikation war bei nur zwei Patienten erfolgt. Bei ca. 41% der Probanden (13 Frauen, 2 Männer) wurde zu Hygienezwecken Leitungswasser benutzt. Vereinzelt wurden Wasser und Seife benutzt. 53% der Patienten (14 Männer, 8 Frauen) führten ihre Hygiene unter Anwendung von H_2O_2 durch. Der bei Männern beobachtete Vorzug der Implantatreinigung mit H_2O_2 war hochsignifikant ($p < 0,0005$). In der H2O2-Gruppe gaben 82% der Patienten eine tägliche Durchführung der Hygienemaßnahmen an.

	Leitungswasser			H_2O_2			Antibiotika-Salbe		
	Männer	Frauen	Gesamt	Männer	Frauen	Gesamt	Männer	Frauen	Gesamt
Implantat	5 (13%)	34 (87%)	39 (41%)	31 (61%)	20 (39%)	51 (53%)	5 (83%)	1 (17%)	6 (6%)

Tab. 7 Verwendete Hygienemittel in Korrelation zum Geschlecht

3.1.2.15. Oberflächliche Ansammlung von Krusten am Implantathals

Bei den meisten Implantaten (91%) wurde ein niedriger Index (keine oder minimale Ansammlung von Krusten) beobachtet. Die Ergebnisse waren bei beiden Geschlechtern vergleichbar.

	Krustenansammlungs-Index			
	0 (keine Krusten)	1 (minimal)	2 (moderat)	3 (ausgeprägt)
Anzahl der Implantate	57 (60%)	30 (31%)	8 (8%)	1 (1%)

Tab. 8 Implantate und Index der Krustenansammlung

Verglich man Implantate mit Krustenansammlung Grad 0 und 1, konnte festgestellt werden, dass sich Krusten unter Anwendung von H_2O_2 nicht besser als unter Verwendung normalen Wassers eliminieren ließen. Darüber hinaus erbrachte die alle 2-3 Tage durchgeführte Hygiene einen niedrigeren Index als die tägliche Hygiene.

		Krustenansammlungs-Index			p-Wert
		0 = keine	1 = minimal	2 = moderat	
Hygienemittel	Wasser	29 (74%)	7 (18%)	3 (8%)	*0,04*
	H₂O₂	23 (46%)	22 (44%)	5 (10%)	
Hygienefrequenz	Täglich	39 (55%)	24 (34%)	8 (11%)	*0,03*
	alle 2-3 Tage	18 (75%)	6 (25%)	0 (0%)	

Tab. 9 Korrelation zwischen Krustenansammlungs-Index und Hygienemittel und –frequenz

3.1.3. Klinische Entzündungsmerkmale

3.1.3.1. Klinische Bewertung der Hautirritation (Holgers-Score)

Die periimplantäre Hautirritation bei den untersuchten Implantaten verteilte sich fast gleichermaßen auf die Grade 0, 1 und 2. Eine ausgeprägte periimplantäre Hautentzündung bzw. Granulationsbildung lag in unserer Stichprobe bei keinem einzigen Fall vor.

Klinische Bewertung der Hautirritation (Holgers-Score)	0 = Keine klinische Hautirritation	31 (32%)
	1 = Milde lokale Hautirritation, leichte Rötung	30 (31%)
	2 = Haut gerötet und feucht	35 (37%)
	3 = Haut gerötet, feucht, Bildung von Granulationsgewebe	0 (0%)
	4 = Intensive Hautreaktion, Explantation notwendig	0 (0%)

Tab. 10 Implantate und beobachtete Hautirritation (Holgers-Score)

3.1.3.2. Periimplantäre Exsudation

Dieser Score ist in der Diskussion beschrieben (siehe 4.4.1.). Eine blutige Exsudation wurde bei Rauchern seltener beobachtet als bei Nichtrauchern.

	Periimplantäre Exsudation				
	keine	serös	eitrig	blutige	Gesamt
Nichtraucher	31 (39%)	26 (33%)	16 (20%)	6 (8%)	79 (82%)
Raucher	13 (76%)	3 (18%)	0 (0%)	1 (6%)	17 (18%)
Gesamt	44 (46%)	29 (30%)	16 (17%)	7 (7%)	96 (100%)

Tab. 11 Implantate in Korrelation zur Art der periimplantären Exsudation und zum Nikotinkonsum

3.1.3.3. Periimplantäre Rötung

Da sich die Rötung nicht gleichmäßig um das Implantat ausbreitet, wurde das Ausmaß der Rötung an der Stelle gemessen, an der die Sondierungstiefe gemessen und der Papierstreifen eingelegt wurde (Messung von der Implantatoberfläche aus).

	Periimplantäre Rötung				
	0 mm	1 mm	2 mm	3 mm	Gesamt
Implantat	48 (51%)	29 (31%)	8 (8%)	9 (10%)	94 (100%)

Tab. 12 Implantate und periimplantäre Rötung

3.1.3.4. Schmerzen in Implantatbereich

In 78% der Fälle berichteten die Probanden über keine Schmerzen im Implantatbereich. In 20% wurden Schmerzen durch eine (stumpfe) Parodontalsonde und in zwei Fällen spontan ausgelöst.

3.1.3.5. Blutungs-Index

Nach Manipulation durch eine (stumpfe) Parodontalsonde ließ sich in 77% der Fälle keine erkennbare Blutung feststellen. Während eine erkennbare Blutung bei 19% ausgelöst werden konnte, wurde eine spontane Blutung nur in vier Prozent der Fälle beobachtet (insgesamt 23%).

3.1.3.6. Blutvolumen im Sulkus

Das Blutvolumen im Sulkus umfasste zwischen 0 - 0,23µl (Tab. 13).

Vor dem Abzug des Blutvolumens von der SFFR lag bei den 14 Proben mit sichtbaren Blutflecken eine signifikant höhere SFFR als bei den anderen 72 Proben vor (p = 0,02). Nach Abzug des Blutvolumens in allen Proben war der Unterschied hinsichtlich der SFFR bei den beiden Gruppen statistisch nicht signifikant (p = 0,18).

Da das Blutvolumen im Sulkus den Gesamtgehalt des Hb widerspiegelt (Spearman = 0,999), und die Hb-Konzentration ebenfalls eine nahezu komplette Korrelation zum Blutvolumen (Spearman = 0,995) sowie keine besonderen

Signifikanzen aufwies, wurden ausschließlich die statistischen Beziehungen zum Hämoglobin im Sulkus durch das Blutvolumen (µl) untersucht.

3.1.3.7. Sulkusflüssigkeits-Flussrate (SFFR)

Nach Abzug des Blutvolumens erstreckte sich die SFFR über einen Bereich von 0,06 - 1,17µl.
Med. (Q1-Q3) = 0,31 (0,21 - 0,44) µl (Abb. 8).

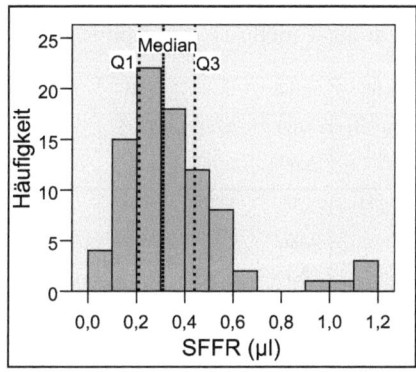

Abb. 8 SFFR bei den untersuchten Implantaten

3.1.4. Biochemische Entzündungsmarker

3.1.4.1. Messen von Calprotectin und IL-6 im Reinblut

Das Calprotectin zeigte einen Konzentrationsbereich von 67 bis 178 µg/ml (MW = 86 µg/ml). Allerdings wurde innerhalb des Detektionsbereichs des Kits kein IL-6 nachgewiesen.

3.1.4.2. Calprotectin, IL-6 und Hämoglobin (Konz., Gesamtgehalt) im Sulkus

Die statistischen Werte sind in die Tabelle 13 und Abbildungen 9, 10 angegeben.

Biochemische Sulkuskomponente		mind.	max.	MW	STA	Median	Q1 ; Q3
Konzentrationen	Calprotectin (µg/ml)	266	6750	2105	1311	1884	1076 ; 2760
	IL-6 (µg/ml)	0,09*	1,063	0,213	0,245	0,126	0,0 ; 0,356
Gesamtgehalt	Calprotectin (ng/st)	48	1809	642	359	655	347 ; 877
	IL-6 (ng/st)	0,002*	0,661	0,084	0,12	0,059	0,0 ; 0,12
Blutvolumen (µl)		0,1*	0,23	0,04	0,05	0,03	0,01 ; 0,05

Tab. 13 Konzentrationen und Gesamtgehalt der Entzündungsparameter in der Sulkusflüssigkeit
* Die Proben, die unterhalb des ELISA-Detektionslevels lagen, bildeten bei IL-6 36 und bei Hb 18% der Gesamtprobe und wurden jeweils mit 0,00 berechnet. In der Tabelle wurde der nächstkleinere Wert angegeben.

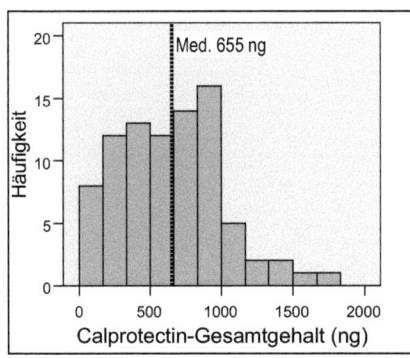

Abb. 9 Gesamtgehalt von Calprotectin in der Sulkusflüssigkeit

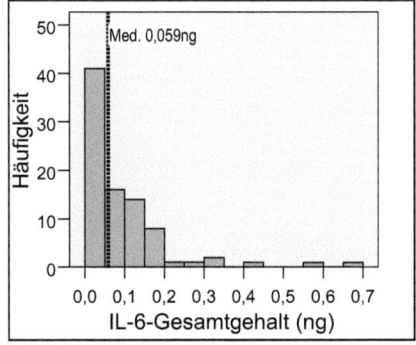

Abb. 10 Gesamtgehalt von IL-6 in der Sulkusflüssigkeit

3.2. Beziehungen zwischen den Parametern

In der Analyse konnten zwischen SFFR, Holgers-Score, Sondierungstiefe und biochemischen Entzündungsmarkern Korrelationen zu anderen Parametern aufgezeigt werden. Im Text wurden nur die signifikanten Unterschiede beschrieben; die Gesamtheit aller statistischen signifikanten und nicht-signifikantenWerte ist dem Anhang zu entnehmen. Alle IL-6 betreffenden signifikanten Werte beziehen sich auf **Konzentration und Gesamtgehalt von IL-6**, alle Calprotectin betreffenden signifikanten Werte **nur auf den Calprotectin-Gesamtgehalt**.

3.2.1. Korrelation zur SFFR

3.2.1.1. SFFR und allgemeine Einflussfaktoren

Lediglich die Faktoren Allgemeinerkrankungen und Medikation hatten einen signifikanten Einfluss auf die SFFR (Abb.11).
Sie war bei beiden Faktoren signifikant erniedrigt.Bei den anderen beobachteten Faktoren blieb die SFFR unverändert.
[Anhang 3: Median, Quartile].

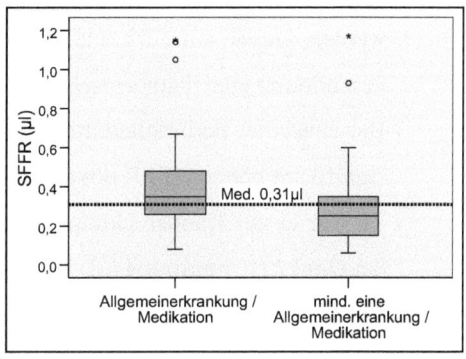

Abb. 11 Erhöhung der SFFR pro Patientengruppe (Allgemeinerkrankung / Medikation)

3.2.1.2. SFFR und lokale Einflussfaktoren

Je nach Region, Art des Gewebes, periimplantärer Hautbewegung durch Streckung und Sondierungstiefe kam es zu signifikanten Veränderungen der SFFR (Abb. 12).

[Alle Ergebnisse siehe Anhang 4]:

- Die niedrigste SFFR wurde in der Orbita und die höchste im Nasenbereich gemessen. Bei Implantaten im Mastoid konnten – im Vergleich mit anderen Regionen – statistisch signifikante Werte im mittleren Messbereich beobachtet werden. Dabei war auch unerheblich, ob der versorgte Defekt im Mastoid durch Fehlbildung oder Tumorresektion verursacht worden war.

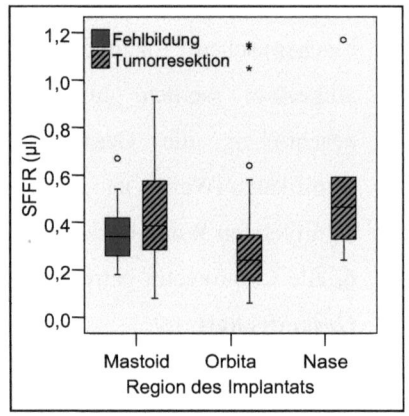

Abb. 12 SFFR in Korrelation zur Implantatregion

- Bei abnormer periimplantärer Haut konnte im Vergleich zu normaler Haut eine signifikant höhere SFFR dokumentiert werden (0,44µl versus 0,30µl).
- Im Bezug zur Hautstreckung betrug die SFFR bei Grad 1 (≤ 1 mm) 0,30µl und bei Grad 2 (> 1 mm) 0,45µl.
- Mit zunehmender Sondierungstiefe zeigte sich eine signifikant steigende SFFR (Abb. 13).
- Zwischen verschiedenen Implantatorten innerhalb einer Region konnten im Hinblick auf die SFFR keine signifikanten Unterschiede beobachtet werden. An den Stellen 9 und 10 (distal-kraniale Kante der Orbitahöhle [siehe

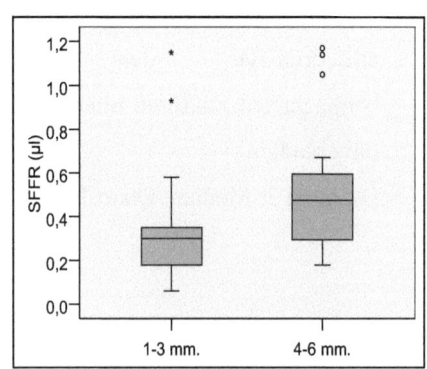

Abb. 13 SFFR in Korrelation zur Sondierungstiefe

Abb.7]) zeigte sich jedoch eine auffällige Reduktion der SFFR- und Calprotectin-Werte [Medianwerte siehe Anhang 2].

3.2.1.3. SFFR und klinische Entzündungsmerkmale

Eine signifikante Erhöhung der SFFR ließ sich erst ab einem Holgers-Score Grad 2 beobachten (p = 0,01) (Abb. 14).

Holgers-Score	n	SFFR	
		Med. (µl)	(Q1; Q3)
0 = Keine Hautirritation	28	0,27	(0,18; 0,35)
1 = Milde Hautirritation	27	0,31	(0,19; 0,35)
2 = Gerötet und feucht	26	0,39	(0,26; 0,58)

Tab. 14 SFFR in Korrelation zum Holgers-Score [weitere Parameter siehe Anhang 5]

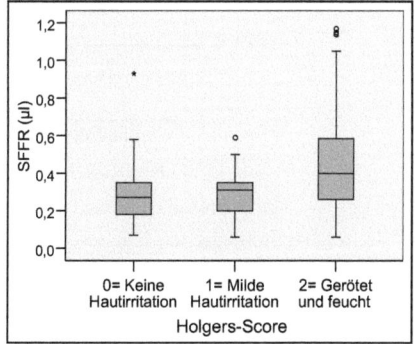

Abb. 14 SFFR in Korrelation zum Holgers-Score

Hinsichtlich einer Rötung wurde eine signifikante SFFR-Erhöhung erst ab einer Größe des geröteten Areals ab 3 mm erfasst (SFFR ≈ 0,30 bei einer Rötung ≤ 2mm; SFFR = 0,51 bei Rötung ≥ 3mm).

3.2.1.4. SFFR und biochemische Entzündungsmarker / Blut

Es konnten nur geringe Korrelationen der SFFR mit den <u>Konzentrationen</u> der Entzündungsmarker nachgewiesen werden, bei Calprotectin sind sie sogar negativ (Abb. 15 und 16). Bei gesteigerter SFFR nahm der <u>Gesamtgehalt</u> der Marker Calprotectin und IL-6 nur mäßig zu (Tab. 15, Abb. 17 und 18). Zum Parameter Blutvolumen bestand keine signifikante Korrelation.

	Biochemische Sulkuskomponente		Implantate*	Spearman	p-Wert
SFFR	Konzentration	Calp	86	-0,257	*0,017*
		IL-6	86	0,266	*0,013*
	Gesamtgehalt	Calp	86	0,595	*<0,0005*
		IL-6	86	0,484	*<0,0005*
	Blutvolumen im Sulkus		86	0,102	*n.s.*

Tab. 15 SFFR in Korrelation zu den biochemischen Sulkuskomponenten
* 10 Proben erbrachten ausreißende Werte und wurden bei diesem Test ausgeschlossen

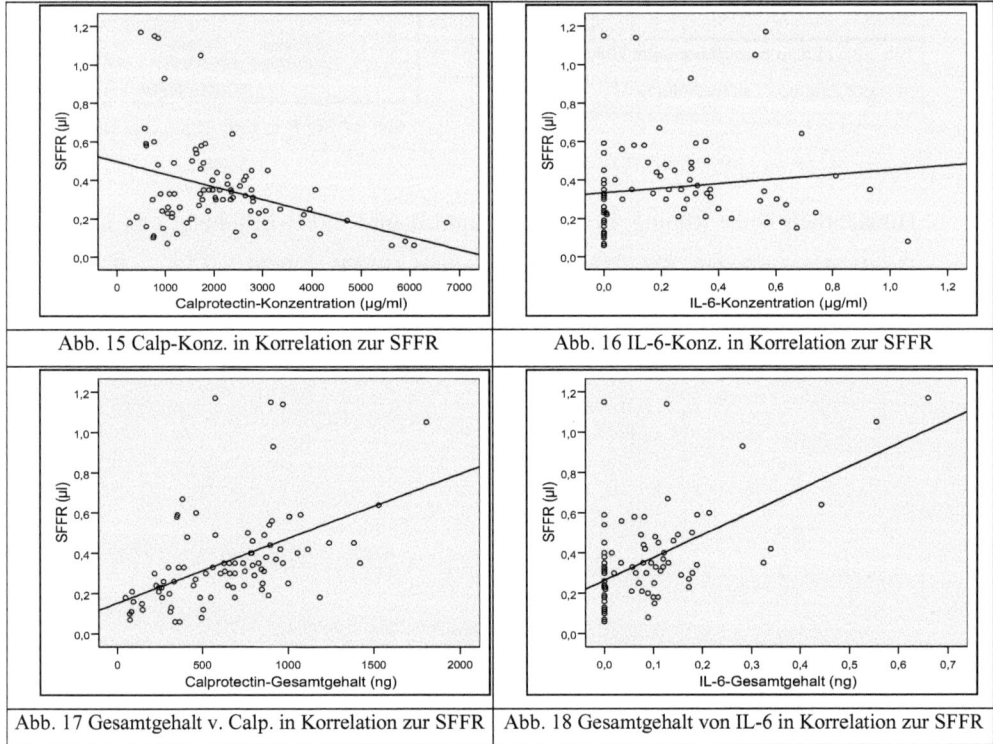

Abb. 15 Calp-Konz. in Korrelation zur SFFR	Abb. 16 IL-6-Konz. in Korrelation zur SFFR
Abb. 17 Gesamtgehalt v. Calp. in Korrelation zur SFFR	Abb. 18 Gesamtgehalt von IL-6 in Korrelation zur SFFR

3.2.2. Bezug der untersuchten Parameter zum Holgers-Score

Die signifikanten Werte sind im Einzelnen in Anhang 6 aufgelistet.

3.2.2.1. Holgers-Score und allgemeine Einflussfaktoren

Bei Frauen sowie bei Patienten mit regelmäßigem Alkoholkonsum konnte ein signifikant-niedriger Punktewert im Holgers-Score nachgewiesen werden.

Darüber hinaus zeigten ältere Patienten einen niedrigeren Holgers-Score als jüngere Patienten auf (p = 0,01) (Abb. 19).

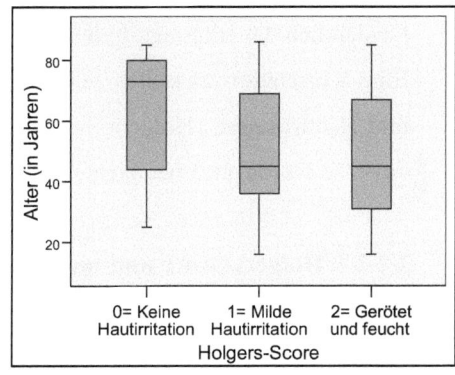

Abb. 19 Holgers-Score in Korrelation zum Alter

3.2.2.2. Holgers-Score und lokale Einflussfaktoren

Es konnten sechs Faktoren identifiziert werden, die mit signifikanten Veränderungen des Holgers-Scores einhergehen:

Tendenziell wurde ein erhöhter Score bei zunehmender Freilegungsdauer (Abb. 20), großer Beweglichkeit durch Hautstreckung (Grad 2), großer Sondierungstiefe, Gewebekontakt mit der Epithese, Anwendung von H_2O_2

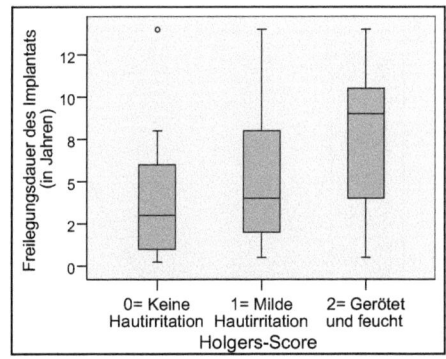

Abb. 20 Holgers-Score in Korrelation zur Freilegungsdauer

sowie erhöhter Krusten-Index beobachtet. Hinsichtlich der Sondierungstiefe gab es zwischen Grad 0 und Grad1 des Holgers-Score keine Unterschiede.

3.2.2.3. Holgers-Score und andere klinische Entzündungsmerkmale

Folgende Symptome gingen mit einem höheren Grad im Holgers-Score einher: eitrige/blutige Exsudation, vergrößertes Rötungsareal sowie Schmerzen/Blutung nach Sondenmanipulation. Zwischen Grad 0 und 1 bestand kein Unterschied hinsichtlich des Blutungs-Index.

Eine Korrelation zwischen Schmerz-Symptomen und Hautirritation (Holgers-Score) und die Höhe des IL-6 wurde auch beobachtet (Abb. 21).

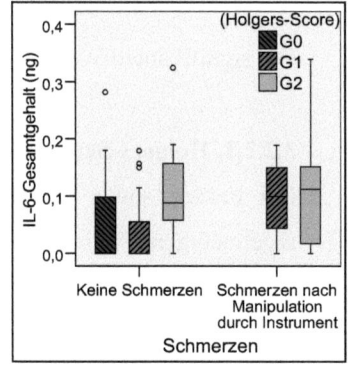

Abb. 21 Korrelation zwischen Schmerzen, Holgers-Score und IL-6

3.2.2.4. Holgers-Score und biochemische Entzündungsmarker / Blut

Sowohl hinsichtlich des jeweiligen Gesamtgehalts beider Entzündungsmarker als auch der IL-6-Konzentration und des Blutvolumens wurden signifikante Unterschiede nachgewiesen. Allerdings wurden sie beim Übergang des Holgers-Score von Grad 1 zu 2 beobachtet. Keine signifikanten Ergebnisse lagen zwischen Grad 0 und 1 vor (Abb. 22,23). Die Werte im Einzelnen finden sich in [Anhang 5].

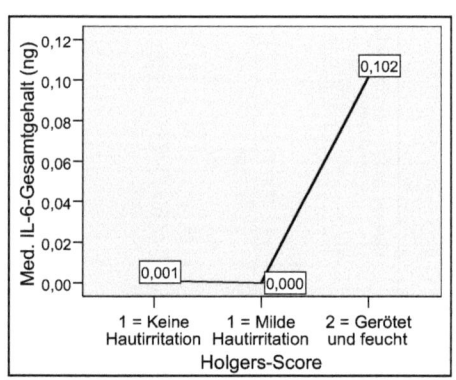

Abb. 22 Gesamtgehalt von IL-6 in Korrelation zum Holgers-Score

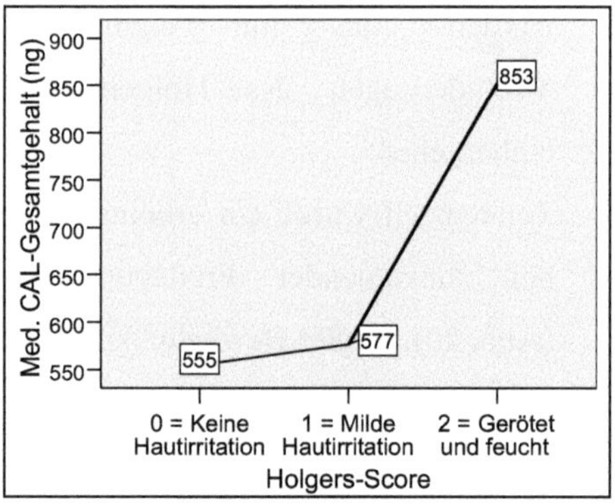

Abb. 23 Gesamtgehalt von Calp in Korrelation zum Holgers-Score

[Erst bei einem Holgers-Score Grad 2 sind signifikante Unterschiede zu sehen]

3.2.3. Bezug zur Sondierungstiefe

Es liegt keine signifikante Korrelation zu den allgemeinen Einflussfaktoren vor.

3.2.3.1. Sondierungstiefe und lokale Einflussfaktoren

Die Implantatgruppe mit einer Sondierungstiefe von 1-3 mm zeigte einen geringeren Beweglichkeitsgrad durch Hautstreckung.

Auffallend war, dass 91% der Implantatgruppe mit mimischer Bewegung eine kleine Sondierungstiefe (1-3 mm) zeigten.

Beim X-Line-System wurden niedrigere Sondierungstiefen als beim T-Line-System (Teleskope), gegossenen Stegen und Plattenarmen nachgewiesen.

Ebenfalls ließen sich zwischen den einzelnen Regionen Unterschiede feststellen. Die geringste Sondierungstiefe wurde bei Orbita-Implantate beobachtet, gefolgt von Implantaten im Mastoid und Nase. Der zwischen Orbita und Mastoid bestehende Unterschied hinsichtlich der Sondierungstiefe war jedoch vernachlässigbar, wenn er in der Patientengruppe „Zustand nach Tumorresektion"[IX] untersucht wurde.

		Periimplantäre Sondierungstiefe		p-Wert
		1-3 mm	4-6 mm	
Region	Mastoid	27 (61%)	17 (39%)	0,001
	Orbita	38 (88%)	5 (12%)	
	Nase	2 (29%)	5 (71%)	
Mimische Bewegung	Keine	47 (64%)	26 (36%)	0,01
	Vorhanden	21 (91%)	2 (9%)	
Score (Hautstreckung)	G1 ($\leq$ 1 mm)	60 (83%)	12 (17%)	< 0,0005
	G2 (> 1 mm)	8 (33%)	16 (67%)	
Abutment-System	T	11 (65%)	6 (35%)	0,03
	X	46 (79%)	12 (21%)	
	Steg	6 (60%)	4 (40%)	
	Plattenarm	2 (29%)	5 (71%)	

Tab. 16 Sondierungstiefe in Bezug zu Region, Gewebsbewegung und Abutmentsystem

---

[IX] Die Angabe der Patienten mit Zustand nach Tumorresektion bezieht sich auf alle Regionen (siehe Abb.6 - 3.1.2.3)

Zwischen den Orten in jeder Region lagen hinsichtlich der Sondierungstiefe keine signifikanten Unterschiede vor (Abb. 24).

3.2.3.2. Sondierungstiefe und klinische Entzündungsmerkmale

Die Größe des geröteten Gewebeareals nahm mit steigender Sondierungstiefe zu (Abb. 25).

		Größe des geröteten periimplantären Gewebeareals				p-Wert
		0 mm	1 mm	2 mm	3 mm	
Sondierungstiefe	1-3 mm	38 (56%)	23 (34%)	5 (7%)	2 (3%)	*0,002*
	4-6 mm	10 (38%)	6 (23%)	3 (12%)	7 (27%)	

Tab. 17 Größe des geröteten periimplantären Gewebeareals in Korrelation zur Sondierungstiefe

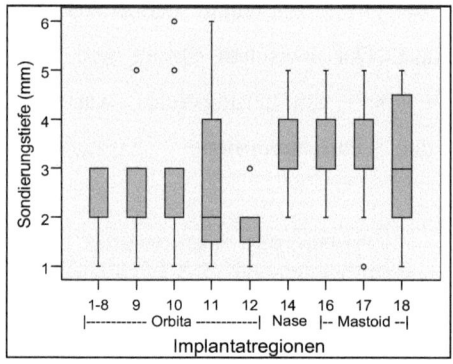

Abb. 24 Sondierungstiefe in Korrelation zu den Regionen

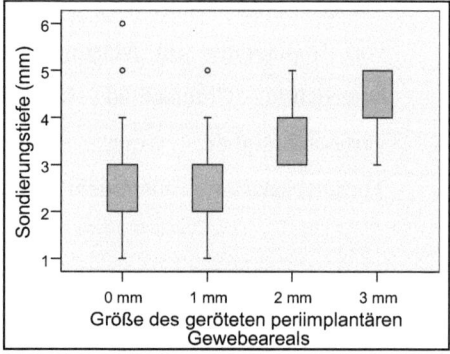

Abb. 25 Sondierungstiefe in Korrelation zum geröteten Hautareal

3.2.3.3. Sondierungstiefe und biochemische Entzündungsmarker / Blut

Mit zunehmender Sondierungstiefe erhöhten sich der jeweilige Gesamtgehalt von Calprotectin und IL-6 und die Konzentration von IL-6 (Abb. 26, Abb. 27) [Ergebnisse siehe Anhang 4].

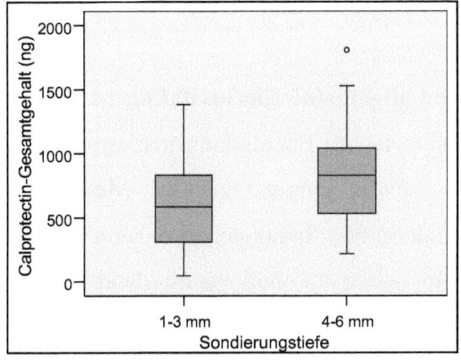 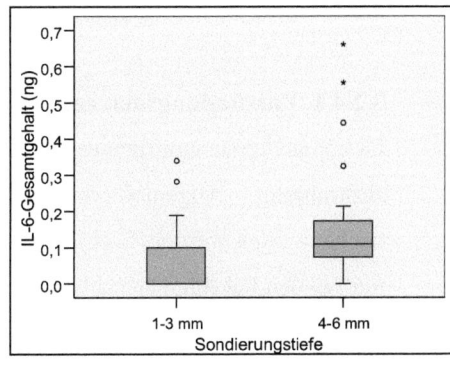

Abb. 26 Sondierungstiefe in Korrelation zum Calp.-Gesamtgehalt

Abb. 27 Sondierungstiefe in Korrelation zum IL-6-Gesamtgehalt

3.2.4. Bezug zu biochemischen Entzündungsmarkern / Blut

3.2.4.1. Entzündungsmarker / Blut und allgemeine Einflussfaktoren

Es konnte keine signifikante Korrelation zwischen Entzündungsmarkern und Alter, Bestrahlung, Allgemeinerkrankungen sowie eingenommenen Medikamenten nachgewiesen werden. Signifikant veränderte Entzündungsmarkerwerte ließen sich nur bei den Faktoren Geschlecht, Nikotin- sowie Alkoholkonsum identifizieren.

Geschlecht: Bei Frauen lagen signifikant niedrigere IL-6-Werte vor als bei Männern.

Nikotinkonsum: Raucher wiesen in der Sulkusflüssigkeit ein größeres Blutvolumen auf als Nichtraucher (Abb. 28)

Alkoholkonsum: Bei Alkoholikern wurden niedrigere Calp-(GH) nachgewiesen (Abb. 29).

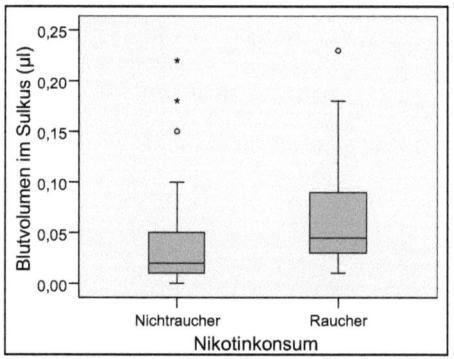

Abb. 28 Blutvolumen im Sulkus in Korrelation zum Nikotinkonsum

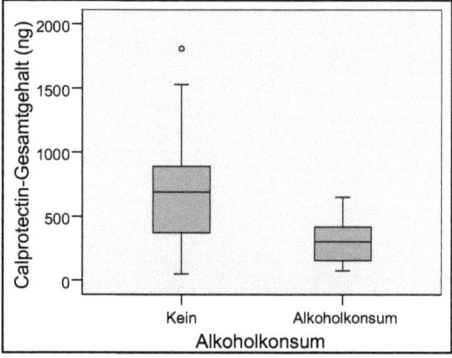

Abb. 29 Gesamtgehalt von Calprotectin in der Sulkusflüssigkeit in Korrelation zum Alkoholkonsum

3.2.4.2. Entzündungsmarker / Blut und lokale Einflussfaktoren

Hinsichtlich der Entzündungsmarkerwerte ließen sich für folgende fünf Faktoren signifikante Korrelationen nachweisen.

Region: Im Vergleich zu anderen Regionen wurde im Mastoidbereich eine Erhöhung des IL-6-Wertes beobachtet (Abb. 30).

Art des periimplantären Gewebes: Sowohl der IL-6-Wert als auch das Blutvolumen haben sich beim abnormen periimplantären Hautgewebe signifikant erhöht (Abb. 31).

Mimische Bewegung: Bei Implantaten, die unter dem Einfluss mimischer Gewebsbewegungen stehen, zeigte sich ein erniedrigter IL-6-Wert (Abb. 32).

Gewebsbewegung durch Hautstreckung: Beim Grad 2 erhöhten sich die IL-6- und Calp.-Werte sowie das Blutvolumen im Sulkus.

Hygienemittel: Nach H_2O_2-Anwendung zu Hygienezwecken wurde eine signifikante Erhöhung von IL-6 beobachtet (Abb. 33).

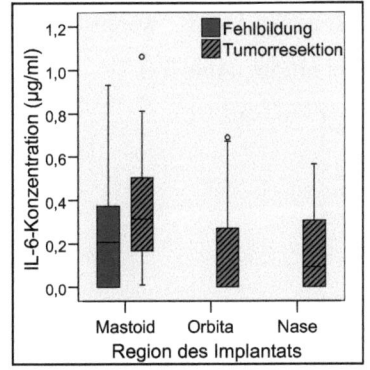

Abb. 30 IL-6-Konzentration in Korrelation zur Implantatsregion

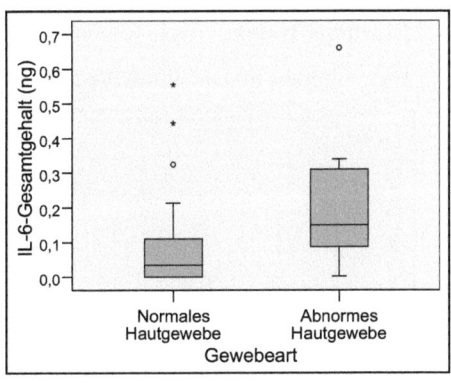

Abb. 31 Gesamtgehalt von IL-6 in Korrelation zur Gewebeart

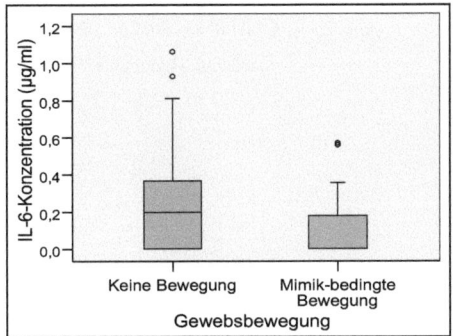

Abb. 32 IL-6-Konzentration in Korrelation zur Gewebsbewegung

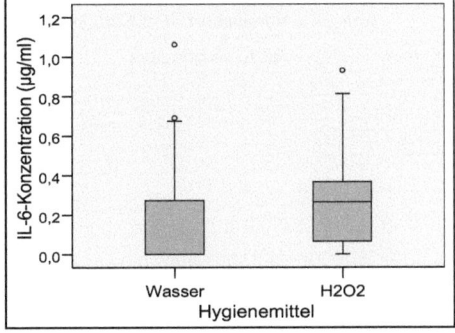

Abb. 33 IL-6-Konzentration in Korrelation zu Hygienemitteln

3.2.4.3. Entzündungsmarker / Blut und klinische Entzündungsmerkmale

Signifikante Unterschiede ließen sich für folgende Merkmale nachweisen.

Exsudationsart: Das Calp-GH war mit zunehmendem Exsudat-Grad erhöht. Bei blutigem Exsudat wurden jedoch im Vergleich zum putriden Exsudat niedrigere Werte gemessen(Abb. 34)

Größe des geröteten Gewebeareals: Mit zunehmender Größe des geröteten Gebeweareals konnten steigende IL-6-Werte protokolliert werden (Abb. 35).

Schmerzen: IL-6 war bei Patienten mit schmerzhaften Implantaten signifikant erhöht (Abb. 36).

Blutungs-Index: Bei einem positiven Blutungs-Index waren IL-6 und Blutvolumen in der Sulkusflüssigkeit signifikant erhöht (Abb. 37).

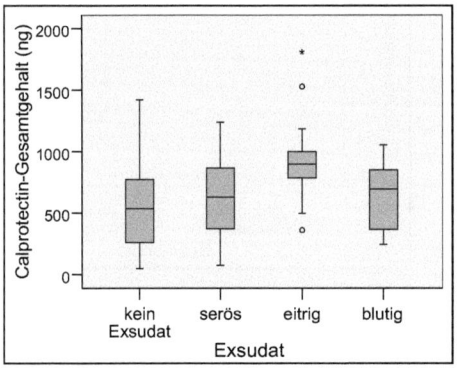
Abb. 34 Calprotectin-GH in Korrelation zur Exsudationsart

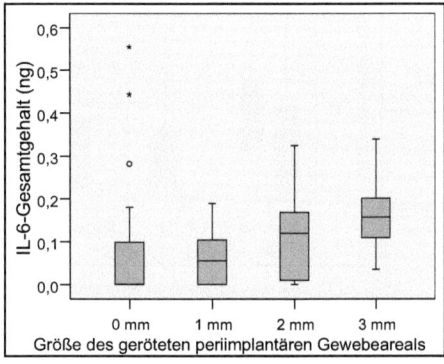
Abb. 35 IL-6-GH in Korrelation zur Größe des geröteten Hautareale

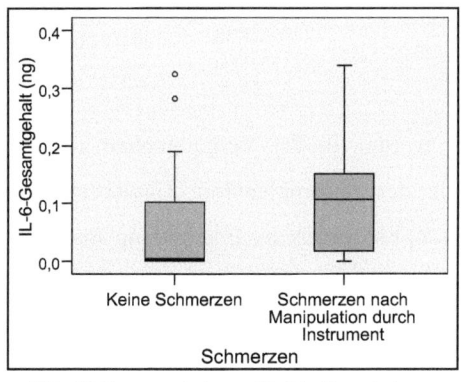 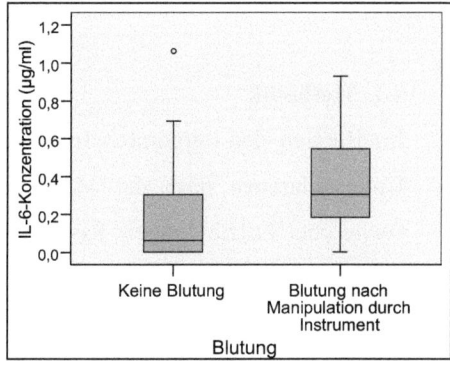

Abb. 36 Gesamtgehalt von IL-6 in Korrelation zu Schmerzen

Abb. 37 IL-6-Konzentration in Korrelation zum Blutungs-Index

3.2.4.4. Bezug der Entzündungsmarker / Blut untereinander

Es konnte eine mäßig-signifikante Korrelation von IL-6-GH zu Calprotectin-GH (Abb. 38) und IL-6 (Konz und GH) zum Blutvolumen nachgewiesen werden. Keine Korrelation bestand zwischen Calprotectin und Blutvolumen (Tab. 18).

	1. Variable	2. Variable	n	Spearman	p-Wert
Konzentrationen	IL-6	Calp	86	0,023	*n.s.*
		Blutvolumen	86	0,426	*<0,0005*
Gesamtgehalt	IL-6	Calp	86	0,357	*0,001*
		Blutvolumen	86	0,363	*0,001*

Tab. 18 Entzündungsmarker in Korrelation zueinander

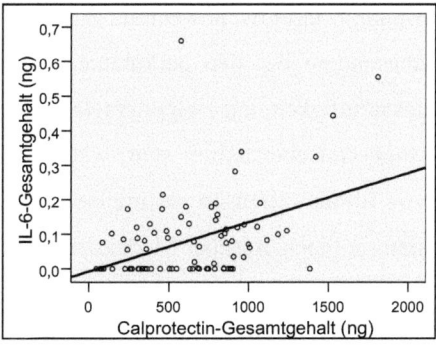

Abb. 38 Die beiden Entzündungsmarker IL-6 und Calprotectin in Korrelation zueinander

4. Diskussion

4.1. Methodik

Im Bereich der intraoralen Implantate wurden in der Vergangenheit zahlreiche Untersuchungen über die Morphologie der periimplantären Gewebsstrukturen sowie über Entzündungen, Risikofaktoren, biochemische Entzündungsmarker und Behandlungsvarianten durchgeführt. Infolgedessen wurden mehrere Entzündungsmarker in der Sulkusflüssigkeit als Entzündungs-indikatoren oder als potenzielle Prädiktoren bestimmter parodontaler Erkrankungen vermutet.

Wenige Analysen beschäftigten sich allerdings mit den perkutanen Implantaten. Die meisten von ihnen stellten die periimplantäre Histologie[27, 72-75, 77] und Mikrobiologie[27, 92, 93, 103, 106] sowie die klinischen Entzündungsmerkmale[99, 109, 111] in den Mittelpunkt. Es findet sich keine Studie vor, in welcher die biochemischen Entzündungsmarker untersucht wurden. Diese Untersuchung hatte die Messung der biochemischen Entzündungsmarker, der klinischen Merkmale und der SFFR zum Ziel.

Da das Implantat genauso wie ein Zahn die (Schleim-)Haut durchbricht, kann eine Entzündung in diesem unterbrochenen Bereich (Implantat-Weichgewebe-Grenze) durch das Eindringen von Bakterien begünstigt werden. Eine starre Versieglung für diese Unterbrechung (wie z.B. bei den Zähnen) könnte als physikalische Barriere dienen und eine Infektion effektiv abwehren. Bei geschwächten periimplantären Versieglungen, insbesondere bei den perkutanen Implantaten, würde man eine erhöhte Entzündungsanfälligkeit und zielgerichtete Abwehrreaktionen erwarten. Es findet eine langfristige Gewebereaktion statt, welche durch die ständige Präsenz und Vermehrung von Immunzellen im periimplantären Gewebe[73, 75] sowie durch die Erhöhung bestimmter biochemischer Mediatoren charakterisiert werden kann.

Es wird angenommen, dass die periimplantäre Sulkusflüssigkeit ein wichtiges Medium der periimplantären Entzündungskomponenten mit hohem diagnostischem Potenzial ist. Denn sowohl die Entzündungs- als auch die

Abwehrprozesse resultieren in bestimmten Mediatoren, welche in der Sulkusflüssigkeit repräsentiert und detektiert werden können.

Der Fokus dieser Untersuchung lag auf dem diagnostischen Potenzial der SFFR. Dieser klinische Indikator ließe sich als ein nützliches objektives und einfaches diagnostisches Mittel anwenden. Ebenfalls wurden die Korrelationen der allgemeinen und lokalen Einflussfaktoren mit den klinischen Symptomen und mit den Sulkuskomponenten (Calprotectin, IL-6 und Hämoglobin) untersucht.

Aufgrund Ähnlichkeiten zwischen Zähnen, intraoralen und extraoralen Implantaten wurden in dieser Untersuchung auch Vergleiche durchgeführt.

In diese Studie wurden 38 Patienten mit insgesamt 96 Implantaten im Zentrum für Rekonstruktion und Gesichtsepithetik (Universitätsmedizin Berlin, Charité Campus Virchow) eingeschlossen. Zu den Einschlusskriterien gehörte eine zum Zeitpunkt der Rekrutierung mindestens drei Monate zurückliegende Freilegung bzw. chirurgische Intervention am Implantat.

4.2. Allgemeine Einflussfaktoren

Sowohl physiologische als auch toxische Faktoren können das periimplantäre Milieu beeinflussen[130]. Einige von ihnen müssen als Risikofaktoren angesehen werden.

So wurden hinsichtlich klinischer Entzündungsparameter und biochemischer Entzündungsmarker vor allem Merkmale wie Geschlecht und Alter des Patienten, Nikotin- und Alkoholkonsum, Strahlen- und Chemotherapie, Sauerstofftherapie, Immunsuppressiva, Allgemeinerkrankungen sowie Dauermedikation untersucht. Offensichtlich können Entzündungen von vielen dieser Faktoren nicht nur unterhalten, sondern auch getriggert werden.

4.2.1. Geschlecht

In der Stichprobe mit 38 Patienten waren Frauen und Männern nahezu gleichermaßen vertreten (45% Männer, 55% Frauen). Das kann durch den bei beiden Geschlechtern gleich starken Wunsch nach Implantat-gestützten Epithesen erklärt werden.

In der Gruppe der Männer konnten erheblich häufiger Hautirritationen (Holgers-Score 2; 54% gegenüber 24% bei Frauen) sowie erhöhte IL-6-Werte festgestellt werden. Allerdings ist unklar, ob tatsächlich ein Zusammenhang zum Geschlecht besteht[131]. So müssen die geschlechtsspezifischen Ergebnisse kritisch betrachtet werden. Möglicherweise ist die Ursache für den hohen Holgers-Score und die erhöhten IL-6-Werte die vor allem bei Männern zu Hygienezwecken verwendete H_2O_2-Lösung.

4.2.2. Alter

Die untersuchten Patienten waren zwischen 16 und 86 Jahre alt (MW = 54 ± 22 Jahre). Während bei den jüngeren Patienten (MW = 30 ± 12 Jahre) vor allem anatomische Fehlbildungen vorlagen, war dem Gewebedefekt bei Älteren (MW = 66 ± 16 Jahre) häufiger eine Tumorresektion vorausgegangen. Signifikante Unterschiede zwischen jüngeren und älteren Patienten zeigten sich lediglich in Hinblick auf den bei Älteren niedrigeren Holgers-Score. In anderen Studien ließ sich bei älteren Patienten ein gegenüber jüngeren Patienten besserer klinischer Status feststellen, so dass eine Verbesserung der routinemäßigen Alltagshygiene bei Älteren konstatiert wurde[99]. Eine Erhöhung der SFFR oder von Entzündungsmarkern ließ sich in dieser Gruppe nicht nachweisen. Unterschiede im Holgers-Score können wie folgt erklärt werden:

- Möglicherweise ist die Routinehygiene in einer Gruppe besser. Die entstandene Hautirritation ist jedoch nur oberflächlich und weist keine weitere Entzündung im Sulkus auf (siehe: 4.3.12 bis 4.3.14 Hygiene).
- Bei jungen Patienten ist die Ausprägung einer Gewebeentzündung stärker als bei älteren und hängt mit der zellulären Erneuerungsrate (cellular turnover) zusammen[99].

4.2.3. Nikotinkonsum

Die negativen Einflüsse des Rauchens auf Parodont und intraorale Implantate wurden bereits in zahlreichen Publikationen bestätigt[132-136]. Die Schädigung kann sich sowohl direkt (durch den Kontakt des Gewebes mit Tabakrauch)[137] als auch indirekt (durch die Beeinträchtigung der allgemeinen Abwehrfunktionen) vollziehen. Die Kapazitäten, Infekte effektiv abzuwehren, sind bei Rauchern reduziert[138]. Während sich in verschiedenen Studien eine erniedrigte SFFR sowie erhöhte IL-6-Werte in der Sulkusflüssigkeit beobachten ließen[139-142], konnten andere Studien eine Zunahme von IL-6 nicht bestätigen[143, 144].

In dieser Stichprobe waren 21% der Patienten regelmäßige Raucher. Dieser Anteil spiegelt die Nikotingewohnheiten in Deutschland repräsentativ wider (25%)[145]. In Bezug auf Entzündungsmarker konnten keine signifikanten Unterschiede nachgewiesen werden, allerdings fand sich bei regelmäßigen Rauchern eine relative – wenn auch nicht signifikante – Erhöhung von IL-6 ($p = 0,06$).

In der Gruppe der Raucher (17 Implantate) zeigte sich eine signifikante Erhöhung des Hämoglobins in der Sulkusflüssigkeit. Bei 13 Implantaten lag kein Exsudat vor (entspricht einer Exsudation Grad 0), und lediglich in einem Fall konnte blutiges Exsudat registriert werden.

Die Erhöhung des Hb in der Sulkusflüssigkeit beruht wahrscheinlich nicht auf einer direkten Schädigung von Blutgefäßen oder auf Blutungen, sondern vermutlich auf einem geschädigten periimplantäres Kapillarsystem mit einer Permeabilitätsstörung;

- Die Hb-Erhöhung in der Sulkusflüssigkeit von Rauchern kann auf eine gesteigerte Permeabilität des Endothels zurückgeführt werden. Die Ursache liegt in einer reduzierten Expression von Zelloberflächenmolekülen, die für die Adhäsion von Endothelzellen an der Gefäßinnenwand verantwortlich sind. Infolgedessen kommt es zu einer Ablösung von Endothelzellen und zu einer erhöhten Durchlässigkeit des Endothels[146-148].

- Das seltene Vorkommen blutiger Exsudate im Sulkus lässt sich eher mit der vasokonstriktiven Komponente bei Rauchern erklären[139, 142, 144], der gesteigerten Thrombozytenaktivierung, verminderten Plastizität der roten Blutkörperchen und Koagulation sowie der erhöhten Inzidenz an Atherosklerose. Es wurde nachgewiesen, dass bei Rauchern die mikrovaskuläre Versorgung in der Gingiva bis zu 50% reduziert sein kann[138, 149] und nach Nikotinkarenz bereits früh eine deutliche Verbesserung der Mikrozirkulation, der SFFR und des Gewebe-Remodellings eintritt[140].

Unsere Ergebnisse spiegeln die bei Rauchern vorliegende Blutgefäßsystemstörung wider.

Der Anteil an Rauchern unter den Probanden betrug 21%. Wünschenswert sind weitere Untersuchungen mit einer größeren Subpopulation an Rauchern.

4.2.4. Alkoholkonsum

Der Einfluss von Alkohol auf Titanimplantate ist bislang kaum eruiert[150, 151]. Alkohol reduziert die osteogenetische Kapazität der Periost-Zellen[150] sowie die Osteoinduktion und Knochenheilung[152]. Des Weiteren führt er auch zu einer Imbalance im Osteoblastenmetabolismus sowie zur Hochregulierung von IL-6, wodurch es zu einer unzureichenden Verknöcherung an der Titanoberfläche kommen kann[153] (siehe 4.5.2. Interleukin-6). Daher wird – vor allem vorbestrahlten – Patienten mit Implantaten als Bestandteil der Rehabilitation das Einstellen des Nikotin- und Alkoholkonsums empfohlen[154].

In dieser Untersuchung befanden sich zehn Implantate (10%) mit regelmäßigem Alkoholkonsum. Sie alle waren gleichzeitig regelmäßige Nikotinkonsumenten. Bei ihnen zeigten sich wenige Merkmale einer Entzündung (in 8 Fällen lag ein Holgers-Score von 0 vor) sowie eine Erniedrigung des Calprotectin-Gesamtgehalts. Es konnten keine statistisch signifikanten Aussagen abgeleitet werden. Die verminderte Immunabwehr und die multiplen Dysfunktionen des initialen und adaptiven Immunsystems durch übermäßige Alkoholeinnahme wurden jedoch in der Literatur beschrieben[155].

4.2.5. Strahlentherapie

Radioaktive Strahlen verursachen im betroffenen Gewebe eine Endarteritis und infolgedessen eine verminderte Vaskularisation. Die dadurch herabgesetzte Zelldichte im Weichgewebe wie auch in ossären Strukturen führt allmählich irreversibel zu einem minderwertigen Knochen[156-158]. Mit zunehmender Entmineralisierung im Knochen und reparativer Fibrose steigt die Prädisposition zu Infekten und Wundheilungsstörungen[154, 158]. Jedoch konnte nachgewiesen werden, dass die einsetzende Knochenregeneration nach zwölf Monaten messbar zunimmt[159].

Zahlreiche Publikationen bestätigen den negativen Einfluss der Bestrahlung auf die Mundgesundheit und die Überlebensquote der Implantate[160-163]. Studien, in denen SFFR und periimplantäre Entzündungsmarker untersucht wurden, liegen bislang nicht vor.

In dieser Untersuchung waren 26% Patienten vorbestrahlt. Signifikante Ergebnisse lagen in dieser Subgruppe allerdings nicht vor – lediglich die SFFR war marginal erniedrigt (durchschnittl. SFFR: 0,25µl versus 0,33µl bei unbestrahlten Patienten).

Es ist anzunehmen, dass das Gewebepotenzial, Infekte abzuwehren, sowohl von der gesamt verabreichten Strahlendosis als auch von der Dauer des Regenerationszeitraums nach Strahlentherapie abhängt. Verschiedene Studien geben an, dass die periimplantäre Hautreaktion bei bestrahlten und unbestrahlten Patienten sich im Allgemeinen nicht unterscheidet[25, 86]. Diesen Ergebnissen zufolge hat eine radiogen bedingte Gewebeschädigung keine erheblichen Auswirkungen auf die Entzündungsanfälligkeit bei perkutanen Implantaten.

Zwar wird die Indikation für eine Implantation bei bestrahlten Patienten kontrovers diskutiert[39, 164, 165], der Benefit für die Betroffenen ist jedoch größer als die Nachteile beim Implantat[42, 83]. Eine signifikante radiogen bedingte Erhöhung der

Entzündungsmarker im Sulkus ließ sich in dieser Analyse nicht nachweisen. Diese Beobachtung lässt sich als weiteres Indikationsargument nutzen.

4.2.6. Chemotherapie

Selbst in geringen Dosen wirken Zytostatika auf gesunde Zellen in gewissem Ausmaß toxisch. So führt z.B. Cisplatin bis zu einige Monate nach Beendigung der Chemotherapie zu einer gestörten Mineralisierung und Knochenneubildung an Titanimplantaten[166]. Die Überlebensquote der Implantate kann sowohl von Chemo- als auch von Radiotherapie beeinflusst werden[42]. Ist die Zeitspanne zwischen Chemotherapie und Implantation ausreichend groß, haben die antineoplastischen Substanzen keinen Einfluss auf die Überlebensquote der Implantate[167, 168]. Es wurde keine Studie gefunden, welche sich mit dem Schweregrad der Entzündung beschäftigte. In unserer Stichprobe wurde nur einziger Chemotherapie-Patient untersucht.

4.2.7. HBO

Die **H**yperbare **O**xygenierung (HBO) wurde zur Verbesserung der periimplantären Gewebedurchblutung empfohlen. Ihre Wirksamkeit ist noch nicht vollständig erwiesen, so dass die Meinungen über ihre Vorteile auseinandergehen[39, 84, 154, 169-171]. In dieser Untersuchung wurde HBO nur bei einem Patienten appliziert.

4.2.8. Intestinale Erkrankungen

Das Vorliegen intestinaler Erkrankungen (z.B. Morbus Crohn, Colitis ulcerosa und kolorektales Karzinom) war für diese Untersuchung von Bedeutung, da bei ihnen ein in Fäzes und Blut[172] – und daher auch vermutlich in der periimplantären Sulkusflüssigkeit – erhöhtes Calprotectin vorliegt. Da nur ein Patient eine intestinale Erkrankung (Colitis ulcerosa) hatte, wurden diesbezüglich keine statistischen Analysen durchgeführt.

4.2.9. Allgemeinerkrankungen, Dauermedikation

In einigen Studien wurde der Einfluss systemischer Krankheiten auf die Osseointegration untersucht. So sind manche Erkrankungen, z.B. Osteoporose, mit geringeren Überlebensraten der osseointegrierten Implantate assoziiert[173, 174]. Auch Erkrankungen wie Diabetes mellitus gehen mit einer gestörten Osseointegration einher[175]. Bei allen Patienten in unserer Studie wurde eine Anamnese mit medizinischer Vorgeschichte und detaillierter Medikamenteneinnahme erhoben. 50% von ihnen litten an chronischen Erkrankungen, wie z.B. Herzerkrankungen oder Hypertonus, und nahmen regelmäßig Medikamente ein.

Eine Korrelation zwischen diesen Erkrankungen und der Überlebensrate der Implantate oder der Rate an Periimplantitiden scheint nicht vorzuliegen[173, 174].

In dieser Patientensubgruppe konnte eine Erniedrigung der SFFR beobachtet werden. Die Entzündungsmarker (Calprotectin und IL-6) waren ebenfalls, jedoch nicht statistisch signifikant erniedrigt.

Die in dieser Subgruppenanalyse erfassten niedrigen Werte lassen sich wie folgt erklären:

- Durch die erhöhte Sensibilität für ihre Grunderkrankung sowie die erforderliche Dauermedikation sind Patienten auch verantwortungsbewusster hinsichtlich der Epithesenhygiene.
- Wahrscheinlicher ist jedoch ein Zusammenspiel verschiedener Faktoren, welches in der Erniedrigung der SFFR mündet. In 95% der Fälle war der Gewebedefekt auf eine Tumorresektion zurückzuführen, und in 62% der Fälle befand er sich in der Orbita-Region. Bei diesen Subgruppen waren SFFR und Entzündungsmarker erniedrigt (siehe 4.3.3. Implantatregion).

4.3. Lokale Einflussfaktoren

Das Implantat sowie der umliegende Knochen und das Weichgewebe bilden eine Einheit, welche durch bestimmte Faktoren beeinflusst werden. Von diesen

Faktoren hängt auch ab, inwiefern diese Einheit pathologische Erreger abwehren kann.

Die Einflussfaktoren lassen sich in drei Kategorien einteilen:
- gewebeabhängige,
- Abutment- und Implantat-abhängige und
- hygieneabhängige Faktoren.

Gewebsabhängige Faktoren:
Darunter werden folgende Faktoren zusammengefasst:
1. Defektursache
2. Freilegung des Implantats
3. Implantatregion
4. Lokale Implantatanordnung
5. Art des periimplantären Gewebes
6. Mimische Gewebsbewegung
7. Beweglichkeit des Gewebes durch Hautstreckung
8. Periimplantäre Sondierungstiefe

4.3.1. Defektursache
Nach ablativer Chirurgie und evtl. Gewebsmobilisierung sowie Bestrahlung wird das Gewebe durch massenhafte Vernarbungen beeinträchtigt. Bei Fehlbildungen gibt es vor der Implantation normalerweise keine chirurgischen Interventionen. Es wird angenommen, dass bei einer Implantation in nicht voroperiertes Gewebe die periimplantären Strukturen eine gute Beschaffenheit vorweisen. In unserer Studie konnten in den beiden Gruppen geringfügige nichtsignifikante Unterschiede hinsichtlich SFFR sowie IL-6- und Calprotectin-Gehalt nachgewiesen werden. Daher wird vermutet, dass Gewebe in ablativ-voroperierten Regionen im Vergleich zu Fehlbildungen nicht vermehrt entzündungsanfällig ist.

4.3.2. Zeitpunkt der Implantation

Der Zeitpunkt der Implantation spielt eine Rolle, da freigelegtes Gewebe mechanischen und infektiösen Einflüssen ausgesetzt ist. Das gilt insbesondere für perkutane Implantate, denn hier besteht zwischen Haut und Implantathals keine dichte Versiegelung. Allerdings scheint Studien zufolge die Überlebensrate der perkutanen Implantate nicht mit dem Freilegungszeitpunkt zu korrelieren[86].

In dieser Untersuchung erfolgte die Freilegung aller Proben zwischen 3 Monaten und 15 Jahren. Der Zeitpunkt hatte keinen signifikanten Einfluss auf die SFFR oder auf die Entzündungsmarker. In den ersten 5 Jahren konnte ein signifikant niedriger Holgers-Score erfasst werden. Da jedoch keine Unterschiede hinsichtlich anderer Entzündungsfaktoren vorliegen, ist dieses klinische Merkmal wahrscheinlich zu vernachlässigen.

4.3.3. Implantatregion

Mehrere Studien fokussierten sich auf die Überlebensrate kraniofazialer Implantate[42, 176, 177]. Die Implantate mit der höchsten Überlebensrate (91-100%) befanden sich im Mastoid[86, 177-179], gefolgt von Implantaten im nasalen Bereich (80-100%)[177-179]. Für die Orbita wurden unterschiedliche, generell aber niedrigere Überlebensraten als im Mastoid angegeben (51-96%)[177-179]. Hohe Raten finden sich vor allem bei unbestrahlten und niedrige bei bestrahlten Patienten. Es wurde keine Studie gefunden, in der die Entzündungsanfälligkeit in Korrelation zu den Implantatsregionen untersucht wurde.

In dieser Untersuchung wurde nachgewiesen, dass IL-6 und die SFFR in der Sulkusflüssigkeit bei Mastoid- erheblich höher als bei Orbita-Implantaten waren. Die gewonnenen Ergebnisse zeigen, dass die niedrigere Überlebensquote von Implantaten im Orbita-Bereich nicht direkt mit der Entzündung in Zusammenhang steht, sondern evtl. von anderen Faktoren, wie beispielsweise der Knochenquantität oder -qualität, abhängt.

Die geringe Entzündungsanfälligkeit bei Implantaten im Orbita-Bereich kann wie folgt gedeutet werden:
- Den Implantaten im Orbita-Bereich war eine Tumorresektion vorausgegangen – sie finden sich gehäuft bei älteren Patienten. Es wurde über bessere Hygienemaßnahmen bei älteren Patienten diskutiert (siehe 4.2.2. Alter).
- Die Sondierungstiefe in der Orbita war signifikant geringer im Vergleich zum Mastoid (Orbita: 1-2 mm in 63% d.F versus Mastoid: 3-4 mm bei 61% d.F).
- Seitliche Kräfte: Sphärische Magnetabutments sind in der Orbita weniger seitlichen Scherkräften ausgesetzt als im Bereich des Mastoids (siehe 4.3.9. Abutment).

Gegenüber der geringern Entzündungsanfälligkeit in der Orbita kann die geringere Überlebensrate mit den – im Vergleich zum Mastoid – erschwerten anatomischen Voraussetzungen zusammenhängen:

1. Die Qualität und Geometrie des Knochens in der Orbitakante sind minderwertig. Die schmale äußere Orbitakante zeichnet sich durch dünne Kortikalis, dichten Knochen und knappe Blutversorgung aus[59, 85, 86, 178].
2. Wir konnten nachweisen, dass Fehlbildungen 67% der Mastoid-Defekte zugrunde lagen, Orbitadefekte jedoch ausschließlich durch ablative Resektion bedingt waren. Vergleichbare Ergebnisse wurden auch in anderen Studien gefunden[177, 179]. So finden sich infolge von Tumoren:

    a. Durch einen chirurgischen Eingriff bedingte Gewebsvernarbung, verletztes Periost und gestörte Blutversorgung.

    b. Negative Wirkung einer Strahlentherapie auf Knochenqualität und Wundheilung.

    c. Negative Folgen einer Chemotherapie auf Knochenqualität und Wundheilung.

Diese Faktoren zeigen keinen wesentlichen Zusammenhang zur Entzündung. Kumulativ können sie sich jedoch in den niedrigen Überlebensraten der Orbita-Implantate niederschlagen.

Die dramatisch niedrigen Überlebensraten von Orbita-Implantaten bei vorbestrahlten Patienten konnten in verschiedenen Studien auf die mindere Qualität des Knochens nach Radiatio zurückgeführt werden[35, 83, 86, 176-179]. Ebenso wurde der Verlust eines Implantats oft als Resultat einer ausbleibenden Osseointegration gedeutet. Die Wahrscheinlichkeit eines Implantatsverlusts aufgrund einer entzündlicher Hautreaktion ist gering[86, 99]. In unserer Studie zeigten die Implantate im Mastoid keine ausgeprägten Entzündungen, welche ein Implantatversagen hätten hervorrufen können.

Aufbauend auf dieser Analyse ist anzunehmen, dass die Überlebensquote der Implantate wesentlich von den anatomischen Bedingungen abhängt. Im Vergleich dazu spielen hier Entzündungen eine untergeordnete Rolle.

4.3.4. Lokale Implantatanordnung

Ein Bestandteil unserer Untersuchung war die genaue anatomische Zuordnung der Implantate sowie die Bewertung der Entzündungsanfälligkeit jeweiliger Stellen in einer bestimmten Region. Denn jede Region besitzt bestimmte Besonderheiten. Beispiele für diese Besonderheiten sind:

Die laterale Orbitakante hat eine dickere Kortikalis als die obere Orbitakante und eignet sich daher besser für eine Implantation[25]. Infolgedessen wird in unserer Abteilung zu Implantationszwecken vor allem der lateral-kraniale Orbitaquadrant angestrebt (bei 73% der hier untersuchten Patienten). Diese Region zeichnet sich dadurch aus, dass zum einen die Quantität des Knochens ausreichend ist, und sie zum anderen im Vergleich mit kaudaler Orbitakante von weitgehend bewegungsarmen Gewebe umgeben ist.

Ebenfalls kann das im Mastoid befindliche sehr kaudale Implantat nach Bewegung des Kiefergelenks von labilem Gewebe mehr beeinflusst werden als diejenigen, die sich eher kranial befinden.

Bei Nasendefekten ist die untere Kante der Apertura piriformis zum Einbringen eines Implantats nicht immer erwünscht, da hier das Implantat von der starkbeweglichem Oberlippenmuskulatur beeinflusst werden könnte. Auch die knochenarme laterale Nasenhöhlenkontur ist zum Einbringen eines Zylinderimplantats nicht ideal. In solchen Konstellationen sind Trägerplattensysteme mit Minischrauben überlegen[5, 55].

In dieser Untersuchung unterschieden sich die jeweiligen Stellen einer bestimmten Region hinsichtlich Höhe der Entzündungsmarker sowie der SFFR nicht signifikant. Dass die Überlebensraten der Implantate an den einzelnen Stellen im Mastoid- oder im Orbita-Bereich unterschiedlich sind, lässt sich anhand dieser Ergebnisse nicht auf die Entzündungsanfälligkeit, sondern auf andere Gründe – wie Knochenqualität und Mechanik – zurückführen. Zu den auffälligen Befunden an den Stellen 9 und 10 (distaler oberer Teil der Orbitahöhle), gehören niedrige Sondierungstiefen, welche ein Grund für die SFFR- und Calprotectin-Erniedrigung sein können [siehe Anhang 2].

4.3.5. Art des periimplantären Gewebes

Gesundes sowie gut vaskularisiertes Hart- und Weichgewebe ist für die Anpassung an die Implantatoberfläche und zur Schaffung eines widerstandfähigen Kragens gegen bakterielle Besiedelung von großer Bedeutung[27, 180]. Narbengewebe kann nach Verbrennungen oder vielfachen chirurgischen Manipulationen zustande kommen. Wegen einer unzureichenden Blutversorgung eignet es sich nicht für Implantationen[27]. Manche Kliniker befürworten hier die Gewebsausdünnung als eine chirurgische Manipulation. Sie hat zwar einen hohen Stellenwert in der Implantologie, geht jedoch mit einer Beeinträchtigung der Gewebsintegrität einher[39, 42]. Die wiederholte Ausdünnung oder das Einbringen von Spalthaut können ferner eine periimplantäre Entzündung verstärken[59, 181]. Ob bei der respiratorischen Nasenmukosa hemidesmosomale Verbindungen wie bei der oralen Mukosa bestehen, ist bislang unbekannt.

Bei den hier untersuchten Probanden lag nur in wenigen Fällen eine abnorme periimplantäre Hautschicht (narbig, Spalthaut, Mukosa) vor, so dass sie unter eine

Kategorie gesammelt und keine weitere Trennung in Subgruppen erfolgte. In diese Gruppe waren SFFR, IL-6 und Blutvolumen signifikant erhöht. Bei der Interpretation dieser Ergebnisse ist zu berücksichtigen, dass sie an einer sehr kleinen und heterogenen Studienpopulation gewonnen wurden.

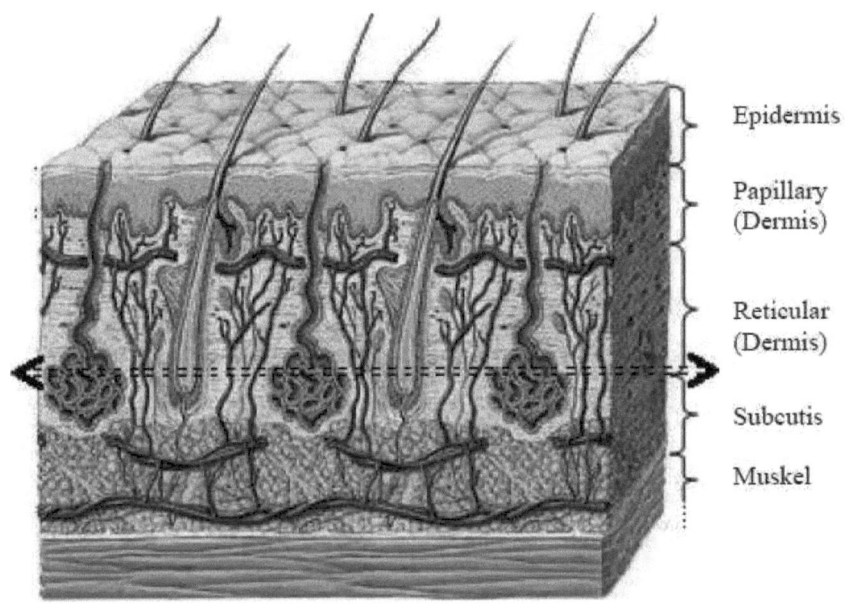

Abb. 39 Querschnitt durch Epidermis, Dermis und Subcutis.
In der Ausdünnungsprozedur soll das Gewebe unterhalb der (Markierung) reseziert werden und das Periost erhalten bleiben. [Foto: MedlinePlus Medical Encyclopedia: Hautschichten]

Man könnte jedoch vermuten, dass eine periimplantäre Versiegelung durch vernarbtes Gewebe mit reduzierter lokaler Durchblutung einhergeht. Die verminderte Durchblutung am Ort der Entzündung führt zu einer mangelhaften Nährstoff- und Sauerstoffversorgung und dadurch zu einer eingeschränkten Immunzellenaktivität[27]. Somit wird eine bakterielle Invasion begünstigt.

Zur Optimierung der Gewebeintegration und der Abwehr gegen Keime ist eine Modifikation oder Standardisierung der Ausdünnungs-prozedur zu empfehlen: *Die*

Haut kann gezielt ausgedünnt werden, damit nur Subkutis und darunterliegende Muskelstränge entfernt werden (Abb. 39). Die Subkutis besteht aus locker gespeichertem Fettgewebe, welches sich weder gut an das Implantat integrieren kann noch eine gute Abwehr gegen Bakterien bietet, da die Durchblutung im Fettgewebe im Vergleich zum Bindegewebe deutlich geringer ist. Das Periost und die obere Bindegewebsschicht (Stratum papillare) sollen unversehrt bleiben. Während der Ausschneidung der Subkutis werden die Haarfollikel mit extirpiert. Ein hilfreiches Instrument ist das justierbare Dermatom.

Da Vergleiche zwischen unterschiedlichen Ausdünnungstechniken u.a. in Hinblick auf den Schweregrad einer Entzündung fehlen, gibt es bislang keine standardisierten Techniken.

4.3.6. Gewebsbewegung während mimischer Aktivitäten

Die Beweglichkeit des Weichgewebes kann die enge Beziehung der Haut mit der Implantatoberfläche beeinträchtigen. In einer Studie wurden zwei Gruppen verglichen, bei denen die Haut und das Abutment sich synchron oder nicht-synchron bewegen ließen[182]. Während bei der ersten Gruppe keine makro- und mikroskopischen Entzündungszeichen zu beobachten waren, kam es bei der zweiten Gruppe zu einer ausgeprägten Entzündung der periimplantären Haut. In einigen Studien wurde empfohlen, einen gewissen räumlichen Abstand zwischen beweglichen Partien einzuhalten[81, 98, 183].

In dieser Untersuchung wurden 24% der untersuchten Implantate von muskulär-beweglichen Partien beeinflusst. In der Subgruppenanalyse gab es hinsichtlich SFFR, Blutvolumen und Calprotectin keine signifikanten Unterschiede. In der Gruppe der Implantate in muskulär-beweglichen Arealen war allerdings IL-6 erniedrigt und die Sondierungstiefe geringer als in der Vergleichsgruppe.

Mimikbedingte Gewebsbewegungen haben unseren Ergebnissen zufolge keine periimplantäre Entzündung stimuliert. Die Ergebnisse lassen sich wie folgt interpretieren:

- Da die zirkuläre periimplantäre Ausdünnung das Gewebe auch von Muskelsträngen befreit, wird das periimplantäre Gewebe nicht komplett synchron mit benachbarten muskulären Partien bewegt. Darüber hinaus gehen die Heilungsvorgänge nach der Freilegung und Ausdünnung der Haut immer mit einem gewissen Maß an Narbenbildung einher. Diese Faktoren machen das periimplantäre Hautgewebe fester und stabiler gegenüber den umliegenden beweglichen Partien.
- Die periimplantären Gewebebewegungen sind nicht so groß, dass dadurch eine mechanische Irritation ausgelöst werden könnte. Eine geringe periimplantäre Gewebsbewegung ist hinnehmbar, denn das verhornte Epithel weist keine feste Verbindung zur Implantatoberfläche auf. Wäre die Verbindung stark und nicht flexibel, dann würde sie aufgrund nicht akzeptabler Bewegungen zerrissen. In der oben beschriebenen Studie[182] war das Gewebe überwiegend zu allen Richtungen hin beweglich. Das ist bei den osseointegrierten perkutanen Implantaten nicht der Fall, denn die periimplantäre Bewegung ist hier nahezu ausschließlich auf die Horizontalebene begrenzt.
- In der Gruppe mit mimischen Bewegungen (insgesamt 23 Implantate) wurde bei 21 Implantaten eine Sondierungstiefe von 1 bis 3 mm und bei nur 2 Implantaten eine Sondierungstiefe von 4 bis 6 mm nachgewiesen. Es ist denkbar, dass sich die geringe Sulkustiefe in dieser Gruppe positiv auf eine Reduzierung der Entzündungsanfälligkeit des periimplantären Gewebes und auf die Höhe von IL-6 auswirkte.

In dieser hier untersuchten Stichprobe wurde das periimplantäre Gewebe nur minimal von Mimik-Aktivitäten beeinflusst.

4.3.7. Beweglichkeit des periimplantären Gewebes durch Hautstreckung (Stretching)

Eine gute Verbindung zwischen Gewebe und Implantatoberfläche muss die Gewebsbeweglichkeit behindern oder minimieren. Man sollte sich jedoch bei den extraoralen Implantaten nicht ausschließlich auf die epitheliale Anhaftung verlassen, zumal hier nur eine schwache physikalische Anhaftung durch eine Fibrinschicht[72, 74] oder durch den Gewebewiderstand existiert. Die Weichgewebshaftung an der Implantatoberfläche kann von dem Patienten nach Reiben oder Waschen der periimplantären Haut aufgehoben werden.

Es ist wichtig, die Ursachen der Gewebsablösung zu beseitigen, damit die Gewebeirritation durch Scherkräfte und Keiminvasion minimiert werden kann. So kann auch die Gewebsausdünnung Scherkräfte minimieren, die Infektabwehr stärken und somit die Immunfunktion verbessern[27, 59]. In der Literatur wurde ein Score vorgeschlagen, welcher den periimplantären Beweglichkeitsgrad der Hautoberfläche bei lateraler Streckung mit dem Zeigefinger beurteilt. Mit seiner Hilfe lassen sich vier Beweglichkeitsgrade unterscheiden:[27, 92]

Grad 0: = 0 mm / Grad 1: < 1 mm / Grad 2: = 1 mm / Grad 3: > 1 mm

In unserer Studie entsprachen die signifikanten Unterschiede nicht der linearen Verteilung dieses Scores und wurden oft erst bei Grad 3 (Beweglichkeit > 1 mm) beobachtet. Daher wurde wie folgt eine Modifikation bzw. Reduktion dieses Scores vorgeschlagen:

- *Grad 1: Beweglichkeit ≤ 1 mm*
- *Grad 2: Beweglichkeit > 1 mm*

Dieser modifizierte Score erwies bei Grad 2 signifikante Erhöhungen von IL-6 (Konzentration, Gesamtgehalt), Calprotectin (GH), Blutvolumen, SFFR, Holgers-Score und Sondierungstiefe.

4.3.8. Periimplantäre Sondierungstiefe

Aufgrund der schwachen Adhäsion von Gewebe an Titan reicht die Parodontalsonde beim Sondieren bis an die Knochenoberfläche oder den Flansch heran. Die Sondierungstiefe spiegelt daher bei perkutanen Implantaten keine Sulkustiefe wider, sondern die gesamte Dicke des periimplantären Weichgewebes (Bindegewebe und Epithel). Das Gesamtausmaß des Weichteils sollte daher nicht so groß sein, dass dadurch die Säuberung des Abutments von anhaftenden Belegen erschwert werden kann. Verbleibende Belege stimulieren eine Weichteilentzündung, welche von epithelialem Tiefenwachstum begleitet wird. Das führt zu einer pathologischen Vertiefung der epithelialen Auskleidung und zu einer tieferen Belegung von Krusten und bakteriellen Kolonisationen. Bei permanenten Entzündungen ist der marginale Knochen einem Abbauprozess ausgesetzt. Die Implantate, welche mit marginaler Knochenresorption und tiefer Bakterienkolonisation einhergehen, werden oft behandlungsresistent, denn die rau bearbeitete Implantatoberfläche ist schwierig zu reinigen. Infolgedessen ist oft eine Explantation indiziert.

Die Gewebsausdünnung wurde zur Reduktion der Gewebsdicke bei perkutanen Titanimplantaten vorgeschlagen. Dadurch lassen sich folgende Vorteile erzielen:

1. Eliminierung von subkutanem Fettgewebe, Muskelsträngen und Haarfollikeln. Diese gehen mit dem Titan keine Verbindungen ein und bilden einen günstigen Nährboden für Keime.
2. Die Ausdünnung geht mit einem bestimmten Ausmaß an Gewebsvernarbung einher, welche das periimplantäre Gewebe fixieren kann.
3. Verkürzung der gesamten Weichteilhöhe kann die Scherkräfte dezimieren und die Haut stärker am Knochen befestigen[25, 37, 59, 88, 89].
4. Der Knochen gelangt dadurch ziemlich nah an die Hautoberfläche. Der Knochen zeigt im Vergleich zum Weichgewebe einen besseren Widerstand gegen akute Entzündungen und verhindert dadurch eine abrupte Vertiefung der periimplantären Tasche.
5. Die Reinigung des Abutments kann von Patienten einfach durchgeführt werden. Denn tiefe Schlupfwinkel dienen als Keimreservoir und verursachen infektiöse Irritationen.

In der Vergangenheit wurde zur Reduktion der Periimplantitis nach der Freilegung anstelle der Ausdünnung die Einlage von Spalthaut vorgeschlagen[88]. Eine

Spalthaut kann vermutlich ausgedehntere Vernarbungen auslösen (siehe 4.3.5. Art des Gewebes).

Bei parodontalen Erkrankungen[115] und perkutanen Implantaten[111] korrelieren große Sondierungstiefen mit erhöhter Entzündungsanfälligkeit und gesteigerter SFFR.

In dieser Untersuchung konnten im Bereich des Mastoid größere Sondierungstiefen als im Bereich der Orbita beobachtet werden.

Daraus lässt sich ableiten, dass das periimplantäre Gewebe dort nicht ausreichend ausgedünnt worden war. *Im Bereich des Mastoids sollte besonderes Augenmerk auf die subkutane Ausdünnung durch den Chirurgen gelegt werden.*

In einem Vergleich der beiden Sondierungstiefen (1-3 mm und 4-6 mm) wurden in der Subgruppe der Implantate mit großen Sondierungstiefen vermehrt gerötete Hautareale, eine erhöhte Gewebebeweglichkeit durch Hautstreckung (G2) sowie Erhöhungen von Holgers-Score, SFFR, Calp(GH) und IL-6 (Konz. und GH) nachgewiesen.

- Gerötete Hautareale mit einer Größe >1mm wurden in der Gruppe mit kleiner Sondierungstiefe (1-3 mm) nur in 10% und bei der Gruppe mit großer Tiefe (4-6 mm) bei 39% d.F. festgestellt.

- Tiefen über 4 mm gingen einher mit einer statistisch-signifikanten Steigerung der Beweglichkeit nach Hautstreckung (G2: > 1 mm).

- Implantate mit großen Sondierungstiefe (4-6 mm) haben im Vergleich zu den Implantaten mit kleinen Tiefen (1-3 mm) folgende Erhöhungen gezeigt:

- SFFR = 1,6-fache (bei einer Zunahme der Taschentiefe um 1 mm erhöht sich die SFFR um etwa 0,1 µl)
- Calp (GH) = 1,4-fache
- IL-6 (Konz.) = 1,9-fache; IL-6 (GH) = 3-fache [X]

Die Erhöhung von SFFR, Calprotectin und IL-6 sowie des Beweglichkeitsgrads nach Hautstreckung (G2) kann als Hinweis auf infektiöse (und mechanische)

[X] Da bei kleiner Taschentiefe (1-3 mm) der Medianwert gleich Null ist, wurde hier der Mittelwert berechnet.

Irritationen gedeutet werden, welche wiederum durch eine große periimplantäre Gewebsdicke begünstigt werden. Bei gingivalen Entzündungen gab es eine signifikante IL-6-Erhöhung (v.a. Gesamtgehalt) bei großer Sondierungstiefe[141, 184-186].

Ausgehend von diesen Ergebnissen ist davon auszugehen, dass eine große Sondierungstiefe (> 3 mm) die Entzündungsanfälligkeit fördert.

Die Dicke des Gewebes dient als wichtiger Parameter für die Beurteilung der perkutanen Periimplantitis. Dieser Parameter gibt einen Hinweis, ob das periimplantäre Gewebe gegebenenfalls chirurgisch abgetragen werden soll.

Bei den intraoralen Implantaten wurden die Gewebsverhältnisse und Dimensionen bestimmt[70, 71]. Es wurden allerdings keine Angaben für eine bestimmte Sondierungstiefe bei perkutanen Implantaten gefunden, denn bei perkutanen Implantaten ist der Gewebeaufbau aufgrund unterschiedlicher Regionen und Ausdünnungstechniken nicht identisch. In dieser Arbeit wurde in 71% der Fälle eine Sondierungstiefe von 1 bis 3 mm festgestellt. Bei dieser Tiefe lag ein günstiger periimplantärer Status und niedrige Entzündungsmarker vor.

Somit könnte eine maximale Tiefe von 3 mm eine ideale periimplantäre Weichteildicke darstellen.

Epithesen- und Implantat-abhängige Faktoren

Darunter können folgende Parameter zusammengefasst werden:

1. Implantatsystem
2. Abutmentsystem
3. Lockerung des Abutments
4. Kontakt des periimplantären Gewebes mit dem Material der Epithese

4.3.9. Implantatsystem

Hiermit ist nur der osseointegrierte Teil gemeint. Die Eigenschaften des Implantats, wie Form, Durchmesser und Oberflächenbearbeitung, können bei

Entzündungen eine wichtige Rolle spielen. Ein gut integriertes Implantat weist eine gute Stabilität auf und kann entzündlichen Abbauprozessen effektiv vorbeugen. Kann ein Implantatkörper die Kräfte nicht abfangen, könnte die knöcherne Integration unterbrochen werden und es im Grenzbereich zwischen Implantat und Knochen zur Bildung eines Spalts kommen[27].

Es liegen einige Studien vor, die Faktoren untersuchten, welche sich günstig auf eine Integration des Implantats mit dem Knochen auswirken. In einer Studie wurden in vivo bei drei extraoralen Implantattypen die Knochenanwachsraten verglichen. Zwischen Zylinderimplantat, schraubenförmigem Implantat nach Gewindevorschneidung und selbstschneidendem Implantat ließen sich keine wesentlichen Unterschiede nachweisen[187]. In einer numerischen Studie wurde nachgewiesen, dass beim Vergrößern des Halsdurchmessers um 0,83 mm 30% weniger Spannungslinien am periimplantären Gewebe oder bei der Anwesenheit eines Flansch 5-21% weniger Spannungslinien entstanden[54].

Keine Studie widmete sich einem Vergleich der perkutanen Systeme und Formen in Korrelation zur Entzündungsanfälligkeit des periimplantären Gewebes.

Die Implantatform (Trägerplatte/Zylinder) hat einen größeren Einfluss auf die Entzündungsanfälligkeit als der Unterschied zwischen Systemen mit ähnlichen Formen.

Eine wichtige Rolle spielen folgende Faktoren:

- Der Durchmesser des Durchgangs zur Hautoberfläche ist beim Zylinderimplantat deutlich größer als bei subperiostalen Systemen und kann daher die Infektionsanfälligkeit erhöhen[31, 32].[XI]
- Die Stabilität im Knochen verhindert Mikrobewegungen: Als Beispiel, der Zylinder ist stabiler als der herausragende Arm der Trägerplatte.
- Der Flansch wird eventuell beim Zylinderimplantat angefertigt und kann zu einer besseren Implantatstabilität beitragen. Wenn jedoch unter dem Flansch

---

[XI] Der Zylinderdurchmesser beträgt ca. 4mm. Der Durchmesser des Plattearms beträgt ca. 1mm (Epitec System®).

Weichteilgewebe oder ein entzündliches Granulom entsteht, bringt ein Flansch entweder keinen Nutzen oder ist sogar abträglich[27, 69].

In dieser Studie wurden nur zwei Zylindersysteme (Brånemark®, Straumann®) untersucht.

In Hinblick auf Entzündungsparameter ließen sich zwischen ihnen keine Unterschiede nachweisen. Allerdings war beim Straumann-System® eine geringere Sondierungstiefe zu beobachten. Dieser Umstand ist möglicherweise auf eine längere Einsatzdauer von Implantaten des Brånemark-Systems® zurückzuführen.

Unter den Trägerplattensystemen in dieser Studie waren nur 5% Epitec®- und 5% Ti-Epiplating®-Implantate. Sie stellen einen kleinen Teil der Gesamtgruppe dar und liefern keine statistisch signifikanten Ergebnisse.

Zum Design und zu den Oberflächeneigenschaften siehe Anhang 1.

4.3.10. Abutmentsystem

Hiermit ist der perkutane Implantatteil gemeint. Da die Beziehung zwischen Abutment und Gewebe (Epithel, Bindegewebe) für eine effektive Abschirmung von Infektionen erforderlich ist, kommt ihr große Bedeutung bei der Entwicklung von Entzündungen zu[49].

Viele Studien haben das Wachstum von Bindegewebe und Epithelien bei unterschiedlich bearbeiteten Implantatoberflächen untersucht. Allerdings haben sich nur wenige mit der Untersuchung des verhornten Epithels beschäftigt[45, 48].

Verfahren wie das Anrauen der Titanoberfläche mittels Sandstrahlung oder ihre Beschichtung mit Kollagen fördern die epitheliale Adhäsion[45]. Gleichzeitig können diese Methoden aber auch bakterielle Kolonisation und Entzündungen begünstigen. Es gilt im Allgemeinen: je feiner die Implantatoberfläche, desto besser die epitheliale Beziehung zur Titanoberfläche[48].

Die unterschiedliche Form der Abutmentsysteme kann bestimmte Auswirkungen auf eine Entzündung haben. Das lässt sich am Beispiel entstehender Hebelkräfte veranschaulichen.

Die von der Epithese extraaxial erzeugten Kräfte werden vom X-Line-System nicht so abgefangen wie vom T-Line-System oder von gegossenen Stegen: Die Magnetflächen beim X-Line-System können aufeinander gleiten, ohne Belastungen seitlich auf das Implantat fortzuleiten. Das T-Line-System kann das Implantat mit der Epithese starr verbinden. Alle Kräfte sollen von Abutment und Implantat (ohne Dämpfung) komplett neutralisiert werden. Darüber hinaus ist der extraossäre Anteil des T-Line-System-Implantats relativ groß und kann die Hebelkräfte auf den integrierten Teil verstärken. Gegenüber Teleskopen resultiert bei sphärischen Magneten eine deutlich geringere Kraft[41].

Die Belastungen bei Epithesen sind vergleichsweise klein und geringer als bei Zahnprothesen. Allerdings ist auch zu berücksichtigen, dass kraniofaziale Implantate in der Regel klein und kurz sind und (besonders im Mastoid) extraaxialen Kräften stärker als axialen Kräften ausgesetzt sind.

In einer numerischen Studie[54] wurde beobachtet, dass bei Hebelkräften Spannungslinien 3- bis 7-fach höher sind als bei axialen Belastungen des Implantats.

Die starken Hebelkräfte können bei manchen Systemen zur Entstehung von Mikrobewegungen des Abutments auf den Implantatkörper und zur Bildung eines Vakuums zwischen Implantatkörper und Abutment führen (Abb. 40), welches das Absaugen von Flüssigkeiten und die Keimbesiedlung fördern kann[188]. Wenn jedoch extraaxiale Kräfte aufgrund der Elastizität von Knochen neutralisiert werden, kommt es weder zur Spalt- noch zur Vakuumbildung.

Abgesehen von diesen Mikrobewegungen wurde nachgewiesen, dass der Mikrospalt zwischen Abutment und Implantatkörper zu einer Vertiefung des Gingivasaums beiträgt[71].

In der Subgruppenanalyse ließen sich keine signifikanten Unterschiede bei den Entzündungsparametern nachweisen. Besonderheiten zeigten sich jedoch bei der Sondierungstiefe: Die X-Line-Implantate zeigten eine geringere Sondierungstiefe als das T-Line-System oder gegossene Stege und Plattenarme. Dieser Umstand ist möglicherweise darauf zurückzuführen, dass der große Durchmesser beim T-Line-System sowie – falls vorhanden – die mechanischen Mikrobewegungen des Abutments zu einer nur geringfügigen mechanischen Gewebeirritation führten, welche eine Gewebsverdickung und eine periimplantären Pseudovertiefung auslösen, aber ohne zusätzliche Infektionen im Sulkus einhergehen. Bei dem Steg-Abutment werden mechanische Kräfte zwar durch alle Implantate gleich abgefangen und dadurch effektiv neutralisiert. Diese Implantate sind jedoch schwieriger zu reinigen und begünstigen somit oberflächliche Hautentzündungen[33, 189, 190].

4.3.11. Lockerung des Abutments

Eine Lockerung im Teil der integrierten Oberflächen, sowohl im Bereich des Weichteils als auch des Knochens, kann zu direktem Implantatmisserfolg führen[73]. Bei starken Bewegungen des Abutments entstehen im Grenzbereich der integrierten Weichteile Scherkräfte. Zum einen führen diese Scherkräfte zu einer stetigen mechanischen Irritation und verursachen zum anderen auch eine Ablösung des Epithels von der Implantatoberfläche, infolgedessen eine Keimbesiedlung erleichtert wird[27, 59].

In unserer Stichprobe ließ sich eine Lockerung nur in zwei Fällen feststellen. In diesen zwei Fällen wurde eine ausgeprägte Hautirritation (Holgers-Score=2) sowie eine große Sondierungstiefe beobachtet (4 mm).

4.3.12. Kontakt des periimplantären Sulkusrandes mit dem Epithesenmaterial

Bei den Gewebereaktionen gegen das Epithesenmaterial lassen sich im Allgemeinen zwei Entzündungsreaktionen unterscheiden:
- Entzündungsreaktion gegen das Fremdmaterial

- Entzündungsreaktion gegen pathogene Erreger, die auf diesem Material vorkommen oder deren Wachstum begünstigt wird (z.B. Pilze)[191]

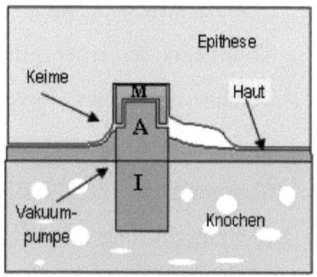

Abb. 40 Sulkusrand und Epithesenmaterial.
Links: ungünstige Kontaktbedingungen (Pfeil).
Rechts: korrekte Präparationsweise

Gegenüber Entzündungen ist periimplantäres Gewebe deutlich anfälliger als gesunde Haut. Folgende Faktoren können hier ursächlich sein (Abb. 40):

1. Die dünne periimplantäre Epithelschicht sowie ein kontinuierliches mäßiges Wechselspiel mit der Immunabwehr machen das periimplantäre Gewebe hochempfindlich gegenüber den leichten Reizen der chemischen Fremdmaterialkomponenten (Silikon).

2. Der Spalt zwischen dem Epithesenmaterial und dem Magneten kann als Keimreservoir fungieren. Denn er ist sehr schmal (wenige Mikrometer), seine Reinigung ist unmöglich und bleibt – solange die Epithese eingetragen ist – in permanentem Kontakt zum sensiblen periimplantären Gewebe.

3. Dieser Kontakt kommt oft nach einer dichten Anpassung der Epithese an die Haut vor. Infolgedessen kommt es zu einem Belüftungsmangel und zur Schaffung eines keimgünstigen Milieus.

Der Kontakt wurde in unserer Stichprobe bei fünf Implantaten festgestellt. Alle erwiesen einen erhöhten Grad der Hautirritation (Holgers-Score = 2). Hinsichtlich der Entzündungsmarker wurden keine signifikanten Befunde erhoben. In allen diesen Fällen stammte das Abutment aus dem T-Line-System. Das ist darauf zurückzuführen, dass bei dieser Form die Stufenebene in Höhe der Hautoberfläche liegt. So kann es dazu kommen, dass an dieser Kante Hautgewebe wächst und dauernd mechanisch irritiert wird. Zusammenfassend kann man postulieren, dass das Gewebe hier nur oberflächlich irritiert wurde. Entzündungsprozesse im Sulkus oder erheblich erhöhte Entzündungsmarker im Sulkus ließen sich nicht nachweisen.

Hygieneabhängige Faktoren

Es wurden folgende Faktoren untersucht:
1. Hygienefrequenz
2. Hygienemittel
3. Krustenansammlung (Index)

Zur Erhaltung eines entzündungsfreien periimplantären Status ist eine effektive Eliminierung von Detritus, Unreinheiten und angesammelten Krusten von großer Bedeutung[27, 88, 92, 97, 98, 100, 103, 190].

In diesem Zusammenhang spielen vier Faktoren eine Rolle[98]:

- **Position des Implantats:** Eine iatrogene Falschpositionierung (wie: schief verlaufendes Implantat, dicht zueinander stehende Implantate ...) kann die Hygiene erschweren.
- **Abutment:** Die Stege erschweren evtl. die Erreichbarkeit mit Hygieneinstrumenten.
- **Periimplantäre Weichteilgewebe:** Liegt z.B. das Implantat mukosalem Gewebe im Nasenhöhlraum an, muss der Patient regelmäßig und effektiv verhärtete Schleimkrusten entfernen. So muss das periimplantäre Weichgewebe ausreichend ausgedünnt werden, um die Hygienemaßnahmen für den Patienten zu vereinfachen.
- **Patientenfaktoren:** Zur Erfüllung einer Implantationsindikation muss der Patient angehalten werden, sorgfältige Hygienemaßnahmen durchzuführen[27, 98, 100].

Die Entwicklung und die Adhäsion organischer Biofilme an Implantatoberflächen lassen sich auf Hydrophobie und Hydrophilie des Implantatmaterials zurückführen[81]. Sofort nach Einlegen eines Implantats oder Abutments ins Gewebe bildet sich ein organischer Biofilm aus Wirtsproteinen und Glykosaminoglykanen und fördert die Gewebsintegration[81]. Sowohl Hautflora als auch pathogene Keime können jedoch die Hydrophilie und rezeptorenspezifische Interaktionen nutzen und sich auf dem Implantat kolonisieren[81]. Mediatoren für die Adhäsion von S. aureus auf Biomaterialen sind vermutlich Fibronektin, Fibrinogen und Laminin[106].

Die hydrophile Beschaffenheit von Titan kann – im Gegensatz zu den hydrophoben Polymeroberflächen[192] – auch die Reinigung mit Wasser und Seife erleichtern[81, 106].

4.3.13. Hygienefrequenz

In dieser Stichprobe konnten die Patienten je nach Hygienefrequenz in zwei Gruppen eingeteilt werden: Patienten der ersten Gruppe (75%) führten die Implantathygiene fast täglich durch; in der zweiten Gruppe (25%) wurden die Hygienemaßnahmen alle 2-3 Tage angewendet. Hinsichtlich Entzündungsmarkern unterschieden sich die beiden Subgruppen nicht signifikant. Allerdings konnte bei der zweiten Gruppe eine signifikante geringere Krustenansammlung beobachtet werden (Tab. 9). Daraus lässt sich folgern, dass eine *sorgfältige* Hygiene Krusten wirkungsvoller eliminiert als eine *regelmäßige* Hygiene.

4.3.14. Hygienemittel

Zur Reinigung der Implantate wird Wasserstoffperoxid (H_2O_2) eingesetzt. Hierbei handelt es sich um ein starkes Oxidationsmittel und sehr schwache Säure. In offenen Wunden kann es Gewebe schädigen. Während die über 20%ige Wasserstoffperoxidlösung ätzend ist, hat die dreiprozentige Lösung antiseptische Eigenschaften und kann periimplantäre Krusten aufweichen und ihre Eliminierung durch Gebläse und Dampf erleichtern.

Patienten in dieser Untersuchung, die H_2O_2 zu Hygienezwecken verwendeten, hatten einen erhöhten Holgers-Score sowie erhöhte IL-6-Werte. 82% dieser Gruppe applizierten dieses Hygienemittel täglich. Demzufolge wäre möglich, dass H_2O_2 den Sulkus chemisch irritiert. Darüber hinaus ließ sich bei Anwendung von

H_2O_2, im Vergleich zum Leitungswasser, keine bessere Eliminierung der Krusten nachweisen. Aufgrund der hydrophilen Eigenschaften des Titans lassen sich die Implantate mit Wasser und Seife effektiv reinigen[106]. Nur von zwei Patienten wurden lokale Antibiotikasalben verwendet. Bei den sechs Implantaten dieser beiden Patienten wurde niedrige Werte für IL-6, Blutvolumen und SFFR gemessen. Der Stellenwert von Lokalantibiotika (und Steroiden) in der Behandlung irritierter periimplantärer Hautgewebe wird kontrovers diskutiert (siehe 1.5.2.5. Therapeutisches Management der perkutanen Periimplantitis)[73, 106, 108].

4.3.15. Krustenansammlung am Implantathals (Hygiene-Index)

Der Sulkus ist mit Epithel ausgekleidet und enthält Gewebeflüssigkeit, Immunzellen und Epitheldetritus. Diese Mischung kann sich am Implantathals akkumulieren und nach Austrocknen in harte Krusten übergehen. Bei der eitrigen Entzündung kommt es zu einer Zunahme und zu einer dunklen Verfärbung der Krusten. Krusten wirken ähnlich wie intraoraler Plaque und Zahnstein: Sie stellen eine konstante Irritationsquelle dar und können darüber Entzündungen hervorrufen[27]. In dieser Untersuchung wurde ein Index für die Krustenansammlung angewendet (Teil des Dermal-Index n. Toljanic)[93].

Die beobachteten Krustenansammlungen konnten wie folgt zugeordnet werden: G0 = 60%, G1 = 31%, G2 = 8%, G3 =1%. Die Ergebnisse zwischen Frauen und Männern unterschieden sich nicht signifikant. Bei verstärkter Krustenansammlung wurde zwar keine Erhöhung der SFFR oder der Entzündungsmarker, jedoch ein erhöhter Holgers-Score dokumentiert, was auf eine oberflächliche krustenbedingte Hautreaktion hinweisen kann.

Somit scheint der Krustenansammlungs-Index für die Beurteilung der periimplantären Entzündungen aus folgenden Gründen nicht geeignet:
• Mit diesem Index lassen sich hauptsächlich die oberflächlichen Krusten beurteilen. Oberflächlich akkumulierte Krusten können nur zu einer

oberflächlichen Irritation führen und beeinflussen nicht die tieferen Strukturen des periimplantären Gewebes.
- Die Patienten wurden zwar aufgefordert, am Tag der Untersuchung, keine Hygienemaßnahmen anzuwenden – eine absichtliche verstärkte Krustenelimination am Vortag kann jedoch nicht ausgeschlossen werden.
- Darüber hinaus unterscheidet sich die Krustenbildung von einem Tag zum anderen. Auch die Reinigungsfertigkeit bei den einzelnen Patienten ist sehr unterschiedlich. Manche Patienten können die großen, gut erkennbaren Krusten entfernen, aber tiefliegende Beläge nicht reinigen.

Mehrere Studien stellten die schwachen oder sogar negativen Korrelationen zwischen dem Hygiene-Index und dem Schweregrad der Periimplantitis[92, 93] oder Parodontitis[144, 184, 193] fest.

Zusammenfassend kann man feststellen, dass weder die Frequenz, noch das angewendete Reinigungsmittel für die periimplantäre Gesundheit eine Rolle spielt. Der bedeutendste Faktor ist die Effektivität der Hygienemaßnahmen und die vollständige Eliminierung der Beläge auf der Implantatoberfläche. Der Kliniker muss die anhaftenden Beläge am und unterhalb des Sulkusrandes untersuchen und den Patienten zu einer effektiven Hygiene anleiten. Auffällige Krustenakkumulationen können vom Patienten praktisch weitgehend selbst eliminiert werden.

4.4. Klinische Entzündungsmerkmale

Die klinischen Entzündungsmerkmale fassen alle Faktoren zusammen, die durch eine Entzündung hervorgerufen werden können. Folgende klinische Entzündungsmerkmale wurden untersucht und bewertet:

1. Exsudationsart
2. Periimplantäre Rötung
3. Schmerzen
4. Blutungs-Index

5. SFFR

6. Klinische Bewertung der Hautirritation (Holgers-Score)

4.4.1. Periimplantäre Exsudation

Das periimplantäre Exsudat ist eine entzündungsbedingte Flüssigkeit, die im Sulkus zwischen der Implantatoberfläche und dem Weichteilgewebe durchdringt. Sie besteht aus Serum, Entzündungsmediatoren, Antikörpern und Zelldetritus. Anfang der 60er Jahre des letzten Jahrhunderts wurde sie in den parodontalen Recherchen als ein quantitativer Parameter zur Bewertung der Parodontitis angewendet[194, 195].

Eine geringe seröse Exsudation muss nicht zwangsläufig eine Reaktion gegen eine aktive Entzündung bedeuten. Sie wird häufig, auch ohne pathologischen Befund, auch bei gesunden intraoralen Implantaten und Zähnen beschrieben. Denn die epitheliale Verbindung stellt keine absolute Barriere dar. So wird die Durchdringung und Ansammlung der Flüssigkeit im Sulkus (die sich mit der gingivalen Flüssigkeit vergleichen lässt) durch Gewebepermeabilität ermöglicht[92].

In dieser Untersuchung erfolgte die qualitative Beurteilung der Periimplantitis anhand der Analyse von Entzündungsmarkern (Calprotectin, IL-6) und Hämoglobin sowie der Flüssigkeitsart (serös, eitrig, blutig). Zur quantitativen Bewertung erfolgte eine SFFR-Messung (Periotron®).

Die Art des Exsudates wurde wie folgt kategorisiert:

- G0 (kein Exsudat): Bei leichtem Andrücken der periimplantären Haut an die Abutment-Oberfläche konnte kein austretendes Exsudat festgestellt werden.
- G1 (seröses Exsudat): Austritt von klarem Exsudat; kann auf eine gesteigerte Sekretion und evtl. eine aktive Entzündung hindeuten.
- G2 (eitriges Exsudat): Trübung des Exsudats durch Eiter; Hinweis auf bakterielle Entzündung.
- G3 (blutiges Exsudat): Trübung durch Blut.

Auch andere Studien hatten diese Untersuchung zum Ziel. Allerdings wurden in diesen Studien nur die ersten drei Grade beurteilt und es wurde kein manueller Druck ausgeübt[27, 92].

Dieser Score korrelierte in dieser Untersuchung signifikant mit Calp-GH und der Hautirritation (Holgers-Score). Mit der Transformation des Exsudats von G0 zu G2 nahm die Calprotectin-Menge zu. Bei blutigem Exsudat (G3) lagen allerdings so niedrige Werte wie bei G0 vor. Die Erhöhung des Calprotectin kann damit erklärt werden, dass es in eitrigen Prozessen in großen Mengen von zugrunde gehenden Neutrophilen freigesetzt wird. In unzentrifugiertem Eiter können neutrophile Granulozyten ein Volumen bis zu 25-50% einnehmen[196]. Das von lysierten Neutrophilen freigesetzte Calprotectin bietet hier eine um 20-25% höhere antifungale[197] und antimikrobielle Aktivität als die äquivalente Zahl intakter Neutrophiler[198, 199].

Es ist anzunehmen, dass Eiter im Sulkus nicht den Schweregrad der periimplantären Gewebsentzündung, sondern vielmehr einen stark zur Abwehrfunktion hin orientierten Untergang von Granulozyten sowie eine entsprechende Vernichtung von Pathogenen anzeigt.

Bei Implantaten mit blutiger Exsudation konnte eine Erniedrigung des Calprotectin und eine ausgeprägte Hautirritation (Holgers-Score = 2) beobachtet werden. In einer Studie von (Abu-Serriah et al., 2000) wurde festgestellt, dass blutiges Exsudat mit einer schwerwiegenden Hautirritation und häufig mit einer Besiedlung mit S. aureus verbunden ist[92].

Anhand dieser Ergebnisse lässt sich keine große Korrelation zwischen Exsudat und Schweregrad der Entzündung aufstellen. Die Art des Exsudats hängt vielmehr von der Abwehrkraft oder der Art des Keims ab.

4.4.2. Periimplantäre Rötung

Die Rötung entsteht durch entzündungsbedingte Vasodilatation und gesteigerte Durchblutung. Dieses Symptom kann durch eine Infektion oder eine bestimmte

Irritation (chemisch, mechanisch o.a.) ausgelöst werden. Da das Ausmaß der Irritation nicht an allen Implantatseiten identisch ist, ist auch die Rötungsfläche um das Implantat nicht homogen. Daher wurden in dieser Analyse Messungen stets an der gleichen Stelle durchgeführt. Die Größe des geröteten Areals wurde gemessen und in 4 Grade eingeteilt: G0: 0 mm; G1: 1 mm; G2: 2 mm; G3: ≥ 3mm. Sondierungstiefe, Holgers-Score und IL-6 (Konz., GH) waren mit zunehmender Größe des geröteten Areals erhöht. Der Zusammenhang mit IL-6 kann auf die Rolle von Zytokinen in der Pathogenese von Entzündungsprozessen zurückgeführt werden (siehe 4.5.2. IL-6).

4.4.3. Schmerzen

Schmerzen stellen im Allgemeinen häufige Symptome einer Entzündung dar. Bei extraoralen Implantaten kann im Rahmen entzündlicher Prozesse dieses Symptom auch fehlen. Denn eine Lappenverschiebung, Gewebsausdünnung und/oder Zerreißung des Periosts können mit einer Parästhesie oder sogar Anästhesie des Bereiches einhergehen. Ein von einer Entzündung ausgehender Druck kann wahrscheinlich an weitere Gewebeschichten weitergeleitet werden, ausstrahlen und Schmerzen auslösen. Die Untersuchung von Schmerzsymptomen erfolgte, ähnlich wie bei den bei parodontalen Untersuchungen, durch Sondierung des Sulkus mit einer stumpfen Parodontalsonde. Nur wenige Patienten in dieser Untersuchung (2%) beklagten spontane Schmerzen. Bei 20% der Fälle wurde der Schmerz durch eine Sonde ausgelöst.

Es herrschte eine Korrelation zwischen Schmerz-Symptomen und Hautirritation (Holgers-Score) und die Höhe des IL-6 (Abb. 21). Bei 68% der Implantate, bei denen bei Manipulation durch Sonde Schmerzen geäußert wurden, wurde ein Holgers-Score von G2 nachgewiesen. Kein Implantat innerhalb dieser Gruppe wies einen Holgers-Score von G0 auf. Darüber hinaus wurde eine erhebliche Erhöhung von IL-6 beobachtet, welchem bei der Entstehung von Schmerzen eine zentrale Rolle zukommt[200]. Es ist möglich, dass die Ausbreitung einer Entzündung in der periimplantären Haut mit einer erhöhten Freisetzung der Gewebs- und freien Zytokinen wie IL-6 und infolgedessen mit einer herabgesetzten Schmerzschwelle einhergeht.

Hier gibt es keine signifikante Korrelation zu Calprotectin. Stattdessen ist Calprotectin vermutlich korreliert mit der Infektion und den Keimen im Sulkus und wird dort in großen Mengen von Epithelzellen und Granulozyten freigesetzt (siehe 4.5.1 Calprotectin / 4.5.2 IL-6).

4.4.4. Blutungs-Index im Sulkus

Blutungen im Sulkus sind auf die Fragilität von Blutkapillaren zurückzuführen. Der Blutungs-Index wird nach einem mechanischen Reiz (Manipulation mit stumpfer Parodontalsonde) und nach Erkennung eines klaren Bluttröpfchens erfasst. Dieser Parameter (BOP = **B**leeding **O**n **P**robing) wird zur Beurteilung gingivaler Erkrankungen und der Periimplantitis angewendet.

Wir teilten die Blutung in drei Grade ein:

G1: keine Blutung

G2: Blutung hervorgerufen durch Sonde

G3: spontane Blutung

In 19% der Fälle erfolgte eine Blutung nach Manipulation durch die Parodontalsonde. In dieser Subgruppe konnte eine erhebliche Erhöhung von IL-6 (Konz., GH) sowie des Blutvolumens in der Sulkusflüssigkeit registriert werden. Bei 72% dieser Gruppe lag ein höherer Grad der Hautirritation vor (Holgers-Score = 2). Keine Korrelation wurde zwischen Blutungs-Index und SFFR nachgewiesen. Die starke Korrelation von IL-6 und dem Blutungs-Index ist bereits in mehreren Studien im Bereich der Parodontologie beschrieben worden[184, 186, 201].

4.4.5. Klinische Bewertung der Hautirritation (Holgers-Score)

Mehrere Studien beschäftigten sich mit der klinischen Bewertung der Hautirritation und schlagen verschiedene subjektive Kriterien vor[27, 93, 103]. In der

Klassifizierung der periimplantären Hautirritation finden im Rahmen der Studie die Kriterien nach (Holgers 1987) Anwendung[74, 109, 110]. Dieser Score ist durch fünf Ausprägungsgrade charakterisiert (0-4) [siehe Abb. 2 „Klinische Befunde"] und kann – analog zu anderen Scores – ohne Bewertung des Schweregrads der periimplantären Gewebsentzündung zur Beschreibung der klinischen periimplantären Hautirritation angewandt werden. Die anderen klinischen Merkmale, wie Art und Volumen des periimplantären Exsudats, Schmerzsymptomatik, Blutung, Größe des geröteten Areals und Sondierungstiefe, wurden in keinem der Scores berücksichtigt.

In dieser Untersuchung ließen sich die untersuchten Implantate gleich oft den ersten drei Graden zuordnen. In keinen Fall wurde die Bildung von Granulationsgewebe beobachtet, auch lag in keinem der Fälle eine so ausgeprägte Hautreaktion vor, dass dadurch eine Explantation nötig geworden wäre.

Grad 3 und 4 müssen kritisch beurteilt werden:

Grad 3: Bei diesem Grad liegt periimplantäres Granulationsgewebe vor. Zur Granulombildung kann es allerdings auch im tiefen periimplantären Gewebe kommen, ohne sichtbares Wachstum nach außen.

Grad 4: Diese Einteilung ist bei einer intensiven Reaktion und der Notwendigkeit einer Explantation vorzunehmen. Charakteristiken einer intensiven Reaktion wurden hier nicht näher definiert. Darüber hinaus stellt eine solche Reaktion nicht das einzige Kriterium für eine Explantation dar. Eine chronische Entzündung mit tiefem Knochenabbau oder persistierende Beschwerden des Patienten[92] können unter Umständen ebenfalls eine Explantation erforderlich machen.

Zusammenhänge zwischen diesem Score zu anderen Parametern wurden bereits in den entsprechenden Kapiteln diskutiert.

Signifikante Korrelationen wurden zwischen dem Holgers-Score und den Entzündungsmarkern und klinischen Merkmalen festgestellt. Doch erst ab einem bestimmten Grad im Holgers-Score waren erhöhte Entzündungsmarker nachweisbar. Faktoren wie SFFR, Sondierungstiefe, Blutung, Calp (GH), IL-6

(Konz., GH) waren erst signifikant verändert, wenn der Holgers-Score von G0/G1 zu G2 überging. Das heißt, dass bei leichten klinischen Hautirritationen (G1) Entzündungsparameter sich im Vergleich zu (G0) gar nicht oder allenfalls geringfügig veränderten. Dass kann darauf zurückgeführt werden, dass sich bei perkutanen Implantaten die Entzündung gelegentlich nur oberflächlich (wie in G1), ohne Übergreifen auf den Sulkus, abspielen kann.

Entzündungsmerkmale bei G2 waren oft von periimplantärer Entzündung begleitet. Man kann jedoch nicht ausschließen, dass es eine Vorphase gibt, in welcher der Entzündungsprozess im Sulkus ein fortgeschrittenes Stadium erreicht und den Knochen arrodiert, ohne dass oder bevor ausgeprägte Hauterscheinungen auftreten. Denn im gesamten Entzündungsverlauf können Entzündungs- und Abbauprodukte über den Sulkus ausgeschieden werden, ohne Hautsymptome hervorzurufen. Ein ähnlicher Prozess ist auch bei bestimmten chronischen parodontalen Erkrankungen zu beobachten.

Dieser Score ist von klinischen Merkmalen abhängig und trägt oft zur Unterscheidung zwischen entzündeten und nichtentzündeten Fällen bei. Anhand der klinischen Merkmale lässt sich allerdings keine Einstufung des Schweregrades einer Entzündung vornehmen.

4.5. Biochemische Entzündungsmarker / Blut in der Sulkusflüssigkeit

Die Messung der biochemischen Entzündungsmarker in der Sulkusflüssigkeit dient der objektiven Beurteilung des Schweregrads der periimplantären Entzündung und der Ermittlung von Korrelationen mit klinischen Merkmalen.

Im Bereich der Parodontologie und intraoralen Implantate wurden biochemische Entzündungsmarker in der Sulkusflüssigkeit zur Genüge untersucht. Bislang wurden mehr als 65 Komponenten als potenzielle Marker einer Parodontitis untersucht[195, 202]. Diese Marker und ihre Level könnten gute Indikatoren und Prädiktoren parodontaler Erkrankungen darstellen[193].

Die Entzündungskomponente wurde in drei Kategorien unterteilt[195]:

1. Wirtseigene Enzyme und ihre Inhibitoren (z.B. Elastase, Kollagenase u.a.)
2. Entzündungsmediatoren und Modifikatoren der Wirtsreaktion (z.B. Zytokine **[IL-6]**, Prostaglandin E2, Antikörper u.a.)
3. Gewebeabbauprodukte (z.B. Glykosaminoglykane, **Calprotectin** u.a.)

Das Vorliegen einiger Komponenten in der Sulkusflüssigkeit kann praktisch als Resultat der Gewebeantwort auf Pathogene angesehen werden[193]. Es wurde nachgewiesen, dass sich die SFFR sowie die Charakteristika einer Entzündung bei Zähnen und intraoralen Implantaten gleichen[203]. In der vorliegenden Studie wurden in der Sulkusflüssigkeit drei biochemische Parameter untersucht: (Calprotectin, Interleukin-6 und Hämoglobin).

Das Hämoglobin stellt zwar keinen Entzündungsmarker dar. Allerdings ist die Freisetzung des Hämoglobins in der Sulkusflüssigkeit als Hinweis für bestimmte pathologische Veränderungen in der lokalen Blutzirkulation zu deuten (siehe Abschnitt 4.5.3).

4.5.1. Calprotectin

Definition

Calprotectin gehört zu der Kalzium-bindenden S-100-Protein-Familie[204]. Es handelt sich um einen heterogenen Komplex mit einem Molekulargewicht von 36,5 kDa. Es besteht aus zwei Untereinheiten: einer leichten (MRP8: 10,8 kDa) sowie einer schweren Komponente (MRP14: 13,2 kDa). Es befindet sich vorwiegend im Zytoplasma der neutrophilen Granulozyten und in der Membran von Monozyten[205-208]. Bei den neutrophilen Granulozyten stellt es 30-60% der zytosolischen Proteine dar, was 5% aller Zellproteine ausmacht[209]. Calprotectin wurde 1980 entdeckt und zunächst „Leukocyte Derived Protein L1" genannt[210]. Seine jetzige Bezeichnung, „Calprotectin", wurde später vorgeschlagen, da es antimikrobielle Eigenschaften besitzt und Ca^{2+} binden kann[211]. Es ist auch unter anderen Namen, wie MRP8/14[212], Calgranulin A und B[213], 27E10-Antigen[214], L1-Antigen[215], bekannt.

Calprotectin wurde in Epithelzellen, Keratozyten und verschiedenen Körpergeweben und -flüssigkeiten[207, 213] sowie in oralen und gingivalen Keratozyten (Stratum spinosum) nachgewiesen. Erhöhte Spiegel lassen sich insbesondere bei Schleimhautentzündungen beobachten[216-218]. Die Konzentration von Calprotectin ist erhöht in Arealen, die verstärkt von Granulozyten und Monozyten durchsetzt sind[219].

Calprotectin wurde den Gewebeabbauprodukten zugewiesen, da es infolge von Zelllyse oder Apoptose freigesetzt wird[195, 220]. Auch wurde nachgewiesen, dass es durch Aktivierung der Neutrophilen (z.B. via bakterielle Lipopolysaccharide) oder nach einer endothelialen Adhäsion der Monozyten über physiologische Mechanismen ausgeschüttet werden kann[207, 221-225].

Funktion

Der Calprotectin-Komplex sowie seine Untereinheiten in ihren freigesetzten löslichen Formen sind aufgrund ihrer Zytokin-ähnlichen Wirkung an der Regulation von Entzündungsprozessen, an der Immunglobulinsynthese[226, 227] sowie an verschiedenen biologischen Funktionen beteiligt. Es wirkt antimikrobiell[228, 229], antifungal[230], antiproliferativ[229, 231] und ist ein Mediator bei der Abwehrfunktion der Neutrophilen gegen Mikroben[207, 232, 233]. Calprotectin spielt auch eine wichtige Rolle bei der Wundheilung, denn es trägt zur Chemoattraktion und zur Reorganisation des Keratozytenskeletts der verletzten Epidermis bei[234]. Die S100-Proteine weisen eine Zink-bindende Domäne auf. Calprotectin zeigt innerhalb dieser Familie eine stärkere Zn^{2+}-Bindungskapazität, welche von der Ca^{2+}-Bindung selbst nicht beeinflusst wird[211, 228, 235, 236]. Man nimmt an, dass die antifungale sowie antibakterielle Wirkung von Calprotectin darauf beruht, dass es die Nährstoffversorgung von Pathogenen unterbindet[236-239]. Dieser Vorgang wird durch kompetitive Zn^{2+}-Bindung eingeleitet[124, 198, 228, 237]. Der wachstumshindernde Effekt des Calprotectin bei fehlendem direkten Kontakt mit den Pathogenen hat die Depletionshypothese untermauert[123]. Trotz des unter Zink reversiblen Effekts wurde eine frühere Hypothese (Zink-Depletion) nach Laborexperimenten verworfen[197]. In jüngster Vergangenheit konnte nachgewiesen werden, dass Calprotectin auch Mangan (Mn^{2+}) binden kann, das ebenfalls ein bedeutendes Substrat für Bakterien (wie z.B. S. aureus) darstellt [122]. Der zur Abtötung von Keimen wie S. aureus führende Mechanismus der Mangan-Depletion wird derzeit ebenfalls erforscht[240, 241]. Es wurde angegeben, dass nur intaktes Calprotectin (als Heterodimer MRP8/MRP14) das Bakterienwachstum effektiv behindern kann[197, 228].

Die praktische Relevanz – Konzentrationen

Die biochemische Messung von Calprotectin konnte bei verschiedenen Krankheiten, wie Entzündungen, bestimmten mikrobiellen Infektionen sowie Neubildungen, seine klinische Relevanz belegen[199, 242, 243]. Sein diagnostisches Potenzial liegt darin, dass es bei vielen Erkrankungen große Unterschiede zwischen normalen und pathologischen Werten aufweist[242, 244, 245]. Die Bewertung des Calprotectin in Stuhlproben ist heutzutage in manchen Ländern eine Standarduntersuchung im Rahmen des Behandlungsprotokolls bei gastrointestinalen Krankheiten[246]. Dieses Protein zeichnet sich durch ein hohe Stabilität aus und ist bis zu über 24 Stunden bei +20°C gegen Proteolyse resistent[172].

Während die physiologische Konzentration im Plasma 0,1-0,6 µg/ml[247] beträgt, steigt Calprotectin nach viralen Infekten auf 0,1-1,4 µg/ml und nach bakteriellen Infektionen auf 0,6-11,0 µg/ml[245].

Bei Septikämie, Entzündung der weichen Hirnhaut und Pneumonie kann es bis 40- bis 130-fach erhöht sein[245]. Im Fäzes beträgt es bei Gesunden ca. 2 µg/ml und ist bei Morbus Crohn und Colitis ulcerosa bis zu 20-fach erhöht[248]. Seine Konzentration im Zytosol der neutrophilen Granulozyten liegt bei 5-15 mg/ml[209, 215].

Die minimal-bakteriostatische Konzentration in vitro beträgt:
- 20 µg/ml für Capnocytophaga sputigena (entspricht auch der minimalbakteriziden Konzentration)[235]
- 18-300 µg/ml für Borrelia burgdorferi[239]
- 4-32 µg/ml für Candida albicans
- 64 µg/ml für Staphylococcus aureus
- 64-256 µg/ml für S. epidermidis
- 256 µg/ml für Escherichia coli und Klebsiella spp.

Fungi- und bakterizide Wirkungen wurden bei 2- bis 4-fach höheren Konzentrationen beobachtet[211, 249]. Calprotectin reduziert die Invasion von Listeria, Salmonella[233] und Porphyromonas gingivalis[250] der Schleimhaut, indem es die Bindung und Wanderung der Pathogene innerhalb der Zellen behindern kann.

Calprotectin wurde in Abszessen nachgewiesen. Seine Freisetzung erfolgt hier in einer holokrinen Weise nach Zelltod und Autolyse der neutrophilen Granulozyten[198]. Seine Konzentration kann hier bis zu 1-20 mg/ml erreichen[228]. Calprotectin besitzt auch eine inhibitorische Rolle beim Wachstum von normalen Fibroblasten und kann bei Tumorzellen Apoptose hervorrufen[231].

Calprotectin bei parodontalen Untersuchungen

Calprotectin wurde im Zahnstein und der gingivalen Sulkusflüssigkeit nachgewiesen[251, 252]. Mithilfe immunhistochemischer Untersuchungen konnte dargestellt werden, dass Epithelzellen und Bindegewebe (insbesondere unmittelbar unter dem Epithel) im Sulkus, bei Gingivitis und Parodontitis einen hohen Gehalt an Calprotectin hatten. In gesundem gingivalen Gewebe wurde es in sehr geringen Mengen nachgewiesen[221, 253].

Vielen Studien zufolge korreliert Calprotectin mit klinischen Merkmalen und anderen biochemischen Indikatoren und ist somit ein wertvoller Verlaufsparameter bei der Parodontitis und Periimplantitis.

Die in den meisten Studien gemessene Calprotectin-Konzentration in der Sulkusflüssigkeit der gesunden Gingiva beträgt ca. 590 µg/ml[247] und bei der Parodontitis ca. 500-3000 µg/ml. Der Gesamtgehalt liegt in einem Bereich zwischen 200 und 4.000 ng/st[208, 247, 252, 254], [XII].
Die deutlich größere Menge von Calprotectin in der Sulkusflüssigkeit im Vergleich zum Plasma lässt sich darauf zurückführen, dass die Flüssigkeit in einem sehr kleinen Hohlraum (Sulkus) eingeschlossen ist, wodurch vor Ort durch aktive Granulozyten, Monozyten und Makrophagen hohe Konzentrationen von Calprotectin produziert werden können[247]. Es wird angenommen, dass neutrophile Granulozyten die Hauptproduktionsstätte von Calprotectin im Sulkus sind[120, 129]. Der verstärkten Calprotectin-Freisetzung bei parodontalen und periimplantären Entzündungen kommt bei der initialen Infektabwehr hoher Stellenwert zu[120, 250].

Calprotectin in dieser Untersuchung

1. Calprotectin im Blut

Das Ziel der Messung der Plasmawerte besteht darin, den Einfluss der vorliegenden Calprotectin-Konzentration im Plasma auf die Calprotectin-Konzentration im Sulkus zu ermitteln (siehe 2.6.2). Im peripheren Vollblut von stationären Patienten wurde eine durchschnittliche Konzentration vom 86 µg/ml nachgewiesen. In der Literatur finden sich für Calprotectin im Plasma Werte von 2 µg/ml[206], welche deutlich niedriger sind als unsere im Blut gemessenen Ergebnisse. Dieser starke Unterschied kann auf zwei Gründe zurückgeführt werden:
- Da während der Lyse von Granulozyten eine komplette Freisetzung ihres Inhalts erfolgt, ist die Calprotectin-Konzentration im Blut höher als im Plasma.

[XII] Die Saugzeit erstreckte sich bei den Studien von 15-60s. Die Tiefe des Streifen-Einlegens war nicht weiter bestimmt.

- Die Blutproben entstammen stationären Patienten, bei denen operative Eingriffe durchgeführt wurden – durch multifaktorielle Faktoren kann es unter diesen Umständen zu einer deutlichen Erhöhung der Werte kommen.

2. Calprotectin in der Sulkusflüssigkeit

In dieser Untersuchung an perkutanen Implantaten wurden folgende Calp.-Werte nachgewiesen:

Konzentration:Bereich: 266-6750 (µg/ml); Median (Q1-Q3) = 1884 (1076 - 2760) (µg/ml).

Gesamtgehalt: Bereich: 48-1809 (ng/st); Median (Q1-Q3) = 655 (347 - 877) (ng/st).

Diese Konzentrationen überragen die o.g. minimal-bakteriziden und inhibitorischen Konzentrationen um ein Vielfaches. Annähernd gleiche Werte finden sich in den parodontalen Untersuchungen[208, 247, 252, 254].

In dieser Untersuchung gab es hinsichtlich der Calprotectin-Konzentration bei Implantaten mit periimplantären Entzündungen und Implantaten mit gesundem periimplantären Gewebe keine signifikanten Unterschiede. Betrachtete man allerdings den Calprotectin-Gesamtgehalt, traten signifikante Unterschiede zutage: Beim Holgers-Score konnte eine ca. 1,5-fache Erhöhung des Calprotectin-GH von G1 (535 ng/st) zu G2 (853 ng/st) sowie bei der Exsudationsart eine etwa 1,7-fache Erhöhung von G1 (535 ng/st; kein Exsudat) nach G3 (898 ng/st; eitriges Exsudat) aufgezeigt werden.

Diese Erhöhung kann auf eine bedeutende Rolle des Calprotectin bei der Bildung des purulenten Exsudates hinweisen.

Bei den intraoralen Untersuchungen zeigte sich im Vergleich zwischen gesunder (als Kontrolle) und entzündeter Gingiva (Parodontitis) eine 3,9-fache Erhöhung des Calprotectin-GH[247], und zwischen G1 und G3 des Gingival-Index wurde eine ca. 2-fache Konzentrationserhöhung nachgewiesen[252]. Die Studien lieferten keine Angaben zum Calprotectin-Gesamtgehalt.

Im Vergleich zu den hier dargelegten Ergebnissen zeigen sich bei der Untersuchung von Zähnen signifikante Unterschiede sowohl hinsichtlich der Calprotectin-Konzentrationen als auch des Gesamtgehalts sowie größere Spannweiten der gemessenen Werte zwischen gesunden und entzündeten Fällen.

Eine Erklärung hierfür könnte die in beiden Systemen unterschiedliche Infektabwehr sein. Die Zähne in gesundem Milieu besitzen eine starke epitheliale Barriere und sind dadurch gar nicht oder nur von einer milden Infektion umgeben. Im Bindegewebe gesunder Gingiva wurde Calprotectin nicht nachgewiesen[221]. Den perkutanen Implantaten mangelt es jedoch an dieser physikalischen Barriere, was in einem Dauereinsatz von Abwehrkräften und Calprotectin-Freisetzung resultiert, auch wenn die Haut gesund erscheint.

Bei großer Sondierungstiefe (4-6 mm) ließ sich ein 1,4-fach erhöhter Calprotectin-GH messen. In einer Studie[254] war die Calprotectin-Konzentration auch bei parodontalen Sondierungstiefen von ≥ 4 mm 3-4-fach erhöht. Bei einer Tiefe von ≤ 3 mm lag eine Konzentration wie bei gesunden Zähnen vor. Die Erhöhung dieses Markers in großen Sondierungstiefen bei Zähnen konnte durch zahlreiche Studien bestätigt werden[208, 252, 254].

- In Messungen bei Zähnen wurde in Korrelation zum Blutungs-Index eine 1,4-fache Erhöhung der Calprotectin-Konzentration beobachtet[254]. In der hier durchgeführten Untersuchung war der Unterschied nicht signifikant (p = 0,06). Jedoch konnten wir eine 1,4-fache Erhöhung des Calprotectin-Gesamtgehalts nachweisen (607 ng/st vs. 848 ng/st bei positivem Blutungsindex).

Die signifikante Erhöhung der Calprotectin-Werte bei Entzündungen sowie bei großen Taschentiefen weist auf einen aktiven Einsatz von Granulozyten gegen eine Infektion hin. Neben der physikalischen Barriere durch Schleimhäute und Keratozyten kommt der biochemischen Infektabwehr durch freigesetztes Calprotectin eine wichtige Rolle zu[122, 218, 233, 250].

Es ist anzunehmen, dass die antibakteriellen Eigenschaften dieses Proteins bei den perkutanen Implantaten zur Verstärkung der Abwehrfunktion beitragen und dadurch die eingeschränkte Funktion der physikalischen Hautbarriere ausgleichen können.

Die großen Mengen von Calprotectin in der Sulkusflüssigkeit spielen – gemeinsam mit dem aktiven Einsatz von Immunzellen, aber auch mit effektiven Hygienemaßnahmen – eine wichtige Rolle bei der Erhaltung eines entzündungsfreien Implantatmilieus.

4.5.2. Interleukin-6 (IL-6)

Definition und Funktion

Bei dem zunächst als BSF-2[255] bekannten Interleukin-6 handelt es sich um ein multifunktionales Zytokin, welches von verschiedenen Zellen (v.a. Lymphozyten, Monozyten, Fibroblasten) produziert wird. Seine Rezeptoren können auf unterschiedlichen Zellen (z.B. Hepatozyten, Lymphozyten, B-, T-Zellen, Nervenzellen, Keratozyten, Monozyten u.a.) exprimiert werden. IL-6 wird oft in löslicher Form ausgeschüttet und braucht zur Erzeugung des IL-6-Signals den biologisch-aktiven Agonisten gp130. Durch seine infektmodulierenden Eigenschaften nimmt es in der Infektabwehr eine Schlüsselrolle ein. Es hat Einfluss auf die Antikörperproduktion, die Hämatopoese und auf die Bildung des Akute-Phase-Proteins, welche zu den wesentlichen Reaktionen bei Infekten, Entzündungen und Gewebsverletzungen gehören[104, 256-261]. Je nach Schweregrad des Infekts wird es in entsprechenden Mengen gebildet[199]. IL-6 und CRP im Serum sind die sensibelsten Marker zur Beurteilung der Akute-Phase-Antwort gegen Infektionen und parodontale Entzündungen[131, 262]. Im Verlauf von bakteriellen Infekten spiegeln sie das Ausmaß der Entzündungsaktivität wider[199, 248].

Zu den anderen Aufgaben von IL-6 gehören: Einfluss auf die Differenzierung von B-Zellen, Aktivierung der T-Zell-Proliferation[263] sowie Stimulierung der Osteoklasten und des Knochenabbaus und -metabolismus[201, 259, 264-266].

IL-6 ist ein repräsentatives, in gefrorenen Proben sehr stabiles Entzündungs-Zytokin[199]. Es ist anzunehmen, dass bei der IL-6-Regulierung im Rahmen von Entzündungen auch genetische Einflüsse zum Tragen kommen[267-269].

IL-6 bei parodontalen Untersuchungen
In vielen Studien erwies sich IL-6 als nützlicher diagnostischer Marker bei der Parodontitis und Periimplantitis[121, 141, 142, 184, 186, 201, 269, 270].
Die Menge des in der Sulkusflüssigkeit gemessenen IL-6 wird vom physiologischen Knochenabbau nach orthopädischer Bewegung[271], Rauchen und Stress[141, 142] sowie von der Belastung des Knochens durch Implantate beeinflusst[272].
IL-6 unterscheidet sich von anderen Zytokinen, indem es auch bei aseptischer Lockerung des Implantates (wie Gelenkprothesen) Knochenumbauprozesse reflektiert (da es nicht nur von Makrophagen, sondern auch von Osteoblasten produziert werden kann)[272].
Hinsichtlich der von verschiedenen Studien angegebenen IL-6-Konzentration in der parodontalen Sulkusflüssigkeit gibt es Schwankungen: Bei Gesunden werden die Konzentrationen mit 0,045-1,7 µg/ml und bei Parodontitis mit 0,061-5,7 µg/ml angegeben[201, 270]. Gegenüber der Kontrollgruppe können bei Parodontitis 3-fach erhöhte Konzentrationen gemessen werden. Große Spannweiten gibt es auch beim Gesamtgehalt (0,002-0,005 ng/st bei Gesunden versus 0,14-23,55 ng/st bei Parodontitis)[184, 186]. Bei aggressiver Periimplantitis beobachtet man eine 2- bis 7-fache Erhöhung des IL-6-Gesamtgehalts im Sulkus[141].

IL-6 in dieser Untersuchung

1. IL-6 im Blut
Ebenfalls wurden die Werte von IL-6 im Plasma gemessen (siehe 2.6.2). IL-6 wurde im peripheren Vollblut der stationären Patienten nicht nachgewiesen.

Ursache hierfür könnte sein, dass die IL-6-Konzentration im Blut nach Verdünnung (1:200) unter dem Messbereich des Kits lag. Je nach Studie wird in der Literatur die IL-6-Konzentration im Serum mit 0,016 pg/ml[131, 268], 0,7 pg/ml[273] oder 0,7-2 pg/ml[274] angegeben. Bei Patienten mit Parodontitis erhöht sich die Konzentration im Serum auf 0,002 pg/ml[131]. In der hier durchgeführte Analyse betrug der Detektionslevel des Kits 1,6 pg/ml. Dieses müsste 10- bis 100-fach sensibler sein, um IL-6 im Serum und ohne Verdünnung messen zu können. Die Konzentrationen in der Sulkusflüssigkeit sind allerdings deutlich höher als im Blut und werden vom IL-6 im Blut nicht beeinflusst[121].

2. IL-6 in der Sulkusflüssigkeit

In 34% der Proben konnte IL-6 nicht nachgewiesen werden. In diesen Fällen wurde der Wert mit Null angegeben[144].

Konzentration: Spannweite: 0,090-1,063 (µg/ml); Med. (Q1-Q3) = 0,126 (0,0 - 0,356) (µg/ml)

Gesamtgehalt: Spannweite: 0,002-0,661 (ng/st) ; Med. (Q1-Q3) = 0,059 (0,0 - 0,12) (ng/st)

Die Werte in dieser Untersuchung sind geringfügig kleiner als diejenigen bei parodontalen Befunden[184, 185, 201]. Anders als beim Calprotectin konnten bei IL-6 sowohl hinsichtlich der Konzentration als des Gesamtgehalts signifikante Unterschiede registriert werden (stärkere Unterschiede beim Gesamtgehalt als bei der Konzentration)[144, 185]. Ein erheblicher IL-6-Anstieg stand oft in Zusammenhang mit Faktoren wie: Holgers-Score Grad 2, Sondierungstiefe 4-6 mm, Größe des geröteten Areals ≥ 2 mm, bei Schmerzen sowie beim Blutungs-Index. Diese Zusammenhänge werden in den jeweiligen Kapiteln näher erläutert und *untermauern die charakteristische Rolle von IL-6 als Entzündungsmediator.*

4.5.3. Blutvolumen (lösliches Hämoglobin im Sulkus)

Als Hämoglobin bezeichnet man den eisenhaltigen roten Blutfarbstoff in den Erythrozyten. Es stellt einen wichtigen Sauerstoff-Transporteur im Körper dar.
Es gibt bisher keine Studie, die sich mit Hämoglobin in der dentalen sowie der periimplantären Sulkusflüssigkeit beschäftigt hat.
Die Messung des Hb in der Sulkusflüssigkeit ist aus verschiedenen Gründen von Interesse.
So könnten u.a.:
1. Funktionsstörungen im lokalen Blutzirkulationssystem,
2. Einflüsse von Mikroblutungen auf die SFFR und Entzündungsmarker,
3. Einflüsse bestimmter Bakterien auf die pathologische Freisetzung des Hbs in den Sulkus sowie
4. die Selektion bestimmter Bakterien im Sulkus durch das Hämoglobin-reiche Medium

erfasst werden.
Die letzten beiden Aspekte wurden in dieser Studie nicht berücksichtigt.
Der Einfluss von Blut auf die Quantität und Qualität der Sulkusflüssigkeit wurde in den Studien im Allgemeinen nicht ermittelt, und mit Blut kontaminierte Streifen wurden ausgeschlossen. In dieser Studie wurde nachgewiesen, dass Hämoglobin im Sulkus auch in löslicher Form vorliegen kann und daher keine Farbveränderung der Sulkusflüssigkeit nach sich ziehen muss. Mikroblutungen aus geschädigten Blutkapillaren können Entzündungsmarker in der Sulkusflüssigkeit auf zweierlei Art verändern:
1. Verdünnung der Sulkusflüssigkeit
2. Import des Markers aus dem peripheren Blut in den Sulkus
Zur Berichtigung der SFFR-Werte wurde bei unserer Proben das Blutvolumen von der gemessenen gesamten Sulkusflüssigkeit abgezogen. Die Konzentrationsänderungen von Calprotectin und IL-6 können jedoch

vernachlässigt werden, weil die Menge des Bluts und das in ihm vorhandene Calp und IL-6 im Vergleich mit der Sulkusflüssigkeit sehr niedrig waren.

Die signifikante Erhöhung des Blutvolumens im Sulkus wurde beim Holgers-Grad 2, abnormer Gewebsart sowie Gewebebeweglichkeit nach Streckung nachgewiesen. Im Sulkus von Rauchern wurden größere Blutvolumina gemessen. Es wurde beschrieben, dass blutiges Exsudat häufig mit einer S. aureus-Besiedlung einhergeht[92]. Da die Toxine des S. aureus zytolytisch wirken, können sie Mikrokapillaren beschädigen und im infizierten Gewebe zu Mikroblutungen führen[275, 276].

In dieser Studie wurden keine mikrobiellen Untersuchungen durchgeführt. Doch es ist davon auszugehen, dass Blut im Sulkus bestimmten Bakterien einen günstigen Nährboden liefert.

4.5.4. Calprotectin, IL-6 und Hämoglobin in Korrelationen zueinander

Da beide, IL-6 und Calprotectin, im Zuge der Infektion und des Entzündungsprozesses freigesetzt werden, sollte erwartet werden, dass sich beide Marker bis zu einem bestimmten Schweregrad einer Entzündung ähnlich verhalten. Die Korrelation zwischen IL-6 und Calp wurde bei bakteriellen Infekten erforscht[199]. Darüber hinaus wurde über eine biochemische Wechselwirkung zwischen Zytokinen und Calprotectin berichtet, welche in parodontalem Gewebe im Sinne einer Unter- oder Hochregulierung des Calprotectins durch Zytokine erfolgen kann[221].

In der vorliegenden Studie wurde eine mäßige Korrelation zwischen diesen beiden Parametern festgestellt (Abb. 38). Das könnte darauf hindeuten, dass beide Marker nicht in gleicher Weise freigesetzt werden (siehe 4.6. SFFR). Das IL-6 (Konz. und GH) hat mit nahezu allen klinischen Entzündungsmerkmalen hochsignifikant korreliert. Dies kann die Rolle des IL-6 als Entzündungsmarker verdeutlichen. IL-6 wird wie CRP als ein sehr sensibler Entzündungsmarker zur Beurteilung der Akute-Phase-Antwort gegen Infektionen angesehen[131, 262]. In Bezug auf

Calprotectin wurde angeregt, dass die Freisetzung der Neutrophilen-spezifischen Granula oder die zytosolische Komponente kein guter diagnostischer Indikator der Entzündungsaktivität ist[129, 277]. In dieser Untersuchung korrelierte das Calprotectin nur mit SFFR, Holgers-Score und Exsudationsart. So spielt möglicherweise Calprotectin zusammen mit dem Exsudat eher eine Rolle bei der Abwehrfunktion, als ein Mediator während Entwicklung der klinischen Entzündungsmerkmale zu sein.

Das Hämoglobin wies keine Korrelation zu den beiden Entzündungsmarkern auf. Das könnte ein Indiz dafür, dass der Eintritt der Erythrozyten in den Sulkus unabhängig ist von dem Schweregrad der periimplantären Entzündung oder von der infektionsbedingten Gewebsreaktion.

4.6. Sulkusflüssigkeits-Flussrate (SFFR, Sulcus Fluid Flow Rate)

Die SFFR stellt das Sulkusflüssigkeitsvolumen dar, das unter standardisierten Bedingungen (Papierstreifen, definierter Zeitraum, Einsteckiefe des Papierstreifens) gesammelt werden kann. Die SFFR spiegelt die gesteigerte Vasopermeabilität und -dilatation sowie das Füllungsmaß und die Geschwindigkeit des Flüssigkeitstransports aus periimplantären Geweben zum Sulkus wider. Postinflammatorische Ulzera im periimplantären Taschenepithel erleichtern den Austritt von Gewebsflüssigkeiten[195]. Die Sulkusflüssigkeit kann auch als Produkt einer exsudativen Entzündung zum Ziel der Bakterienabwehr interpretiert werden (siehe 1.5.1.3. Entzündliche Exsudation). In dieser Untersuchung konnten zu folgenden Faktoren signifikante Korrelationen zur SFFR festgestellt werden:

- Die SFFR-Werte erhöhen sich etwa um 0,1µl bei einer Zunahme der Sondierungstiefe von 1 mm. Es ist jedoch auch denkbar, dass bei großer periimplantärer Gewebsdicke in größeren Mengen gesammelt werden und dadurch eine gesteigerte SFFR vorgespiegelt wird. Daher war in unserer Studie der Papierstreifen hinsichtlich der Einsteckiefe und -dauer einheitlich standardisiert, damit Flüssigkeitsansammlungen möglichst nicht verfälscht werden.

- Die SFFR lag beim Holgers-Score G0 im Median bei 0,27µl und bei G1 im Median bei 0,31µl. Eine signifikante Erhöhung der SFFR wurde beim Holgers-Score G2 beobachtet: hier lag der Median bei 0,40µl. Auch IL-6 und Calp. waren erst beim Holgers-Score G2 signifikant erhöht.
- Bei einem geröteten Hautareal zwischen 0 und 2 mm lag der SFFR-Wert unverändert bei ca. 0,30µl. Allerdings wurde bei einem Durchmesser der geröteten Haut von ≥ 3 mm eine deutliche SFFR-Erhöhung auf 0,51µl registriert. Bei schmerzverursachenden Implantaten lag eine geringfügige SFFR-Erhöhung um 0,03µl sowie auch bei Implantaten mit positivem Blutungs-Index von 0,07µl vor. Obwohl Schmerzen und Blutung bedeutsame Anzeichen einer Entzündung darstellen können, konnte in unserer Studie zwischen ihnen und SFFR sowie Calprotectin kein signifikanter Zusammenhang aufgezeigt werden.
- Betrachtete man die Parameter SFFR und Calprotectin, SFFR und IL-6 sowie SFFR und Blut, zeichneten sie sich duch eine mäßige Korrelation aus (Korrelationskoeffizient nach Spearman) (siehe Tab. 15).
Wo IL-6 stärkere Korrelationen mit den anderen klinischen Entzündungsmerkmalen erwies. Zeigte Calprotectin dagegen eine vergleichbar stärkere Korrelation zur SFFR. Der Grund dafür könnte sein, dass sich infektions- und entzündungsbedingte Gewebsreaktionen mäßig unterscheiden oder nicht ausschließlich synchron verlaufen. Die Erhöhung von Calprotectin und SFFR könnte eine Folge der primären Infektabwehr sein. Das Calprotectin wird in der Frühphase der Infektion aktiv freigesetzt, und seine Menge unterliegt Zell- und Keimzahl, Kationen und Zytokinen[199]. Die Entwicklung der Entzündungsmerkmale (wie Rötungsareale, Schmerzen, Blutung) stellt hier eine sekundäre, postinflammatorische Reaktion dar und wird von einer IL-6-Erhöhung begleitet.
- Darüber hinaus ließ sich in dieser Untersuchung auch nachweisen, dass nur der Gesamtgehalt des Calprotectin, nicht aber die Konzentration mit Entzündungsmerkmalen und der SFFR korrelierte. Ähnliche Ergebnisse für

Calprotectin legen verschiedene Studien vor[129, 252]. Bei IL-6 traten sowohl zum Gesamtgehalt als auch zur Konzentration signifikante Korrelationen zutage. Der IL-6-Gesamtgehalt erwies im Allgemeinen stärkere Korrelationen im Vergleich zur IL-6-Konzentration[144].

Diese Phänomene lassen sich wie folgt erklären: Es lässt sich mit großer Sicherheit sagen, dass die Sulkusflüssigkeit aus dem Plasma und den umliegenden Gewebsflüssigkeiten ausströmt und in den Sulkus dringt. Das reine Blutplasma ist sehr arm an diesen Markern und kann hauptsächlich als Verdünnungsmittel betrachtet werden. Das Calprotectin wird im Sulkus von den dem Epithel anliegenden Granulozyten und von den Epithelzellen freigesetzt[221]. Wenn die Granulozyten durch eine Infektion aktiviert werden, schütten sie in großen Mengen Calprotectin aus. Diese Aktivierung geht ebenso mit einem erhöhten Ausstrom von Plasma einher, welcher als exsudative Reaktion gegen die Infektion betrachtet werden kann. Das Plasma kann die Calprotectin-Menge im Sulkus kontinuierlich verdünnen. Durch eine erhöhte SFFR erniedrigt sich die Calprotectin-Konzentration, während die Gesamtmenge gleich hoch bleibt. Die Einrittsrate der Neutrophilen in den Sulkus hängt nicht von der Sulkusflüssigkeits-Flussrate (SFFR) ab, so dass die Korrelation der Neutrophilen-Konzentration im Sulkus mit der SFFR allenfalls gering ist[129, 278].

Die IL-6-Konzentration blieb trotz der SFFR-Erhöhung signifikant erhöht. Es ist möglich, dass die Flüssigkeit, die aus dem periimplantären Gewebe stammt und in den Sulkus einströmt, vom IL-6 im Gewebe gesättigt wird. Eine Studie wies nach, dass das IL-6 im periimplantären entzündeten Gewebe in erhöhter Konzentration vorhanden ist[185]. *Es ist möglich, dass IL-6 – im Gegensatz zu Calprotectin – von ortsnahen und entfernten Immunzellen stammt.*

Diese Signifikanz zwar hinsichtlich des IL-6-Gesamtgehalts stärker als hinsichtlich der IL-6-Konzentration. Andere Autoren erklärten den IL-6-Gesamtgehalt als den besser geeigneten validen Parameter als die IL-6-Konzentration, um den Schweregrad der Entzündung zu erfassen, da die Sulkusflüssigkeit aus der

Blutbahn ausströmt und im Sulkus als Verdünnungsmittel für IL-6 wirkt[144, 185]. Es wurde auch kritisiert, dass die Konzentrationen bei Proben mit kleinen Volumina (wie Sulkusflüssigkeit) anfälliger für Fehler sind. So kann der Gesamtgehalt der geeignetere Parameter sein[279].

Spiegelt die SFFR bei perkutanen Implantaten den Schweregrad der Entzündung wider?

Die direkten Korrelationen zwischen SFFR und Holgers-Score sowie den biochemischen Entzündungsmarkern zeigen, dass die SFFR ein valider klinischer Parameter für die Beurteilung der periimplantären Gewebsreaktion und Entzündung ist.

Aufgrund dieser Ergebnisse lässt sich eine Entzündung je nach Ausprägung in drei Grade einteilen:

- *Grad 1 (geringe Entzündung): SFFR < 0,3 µl/st*
- *Grad 2 (mäßige Entzündung): SFFR = 0,3-0,5 µl/st*
- *Grad 3 (schwere Entzündung): SFFR > 0,5 µl/st*

Werden die technischen Bedingungen verändert, ändern sich auch die gemessenen SFFR-Werte. Die SFFR kann auch mittels einfacher Techniken gemessen werden, indem eine dünne (endodontische) Papierspitze nach Absaugen der Sulkusflüssigkeit in 1% Ninhydrin Lösung gefärbt und das auf dem Papier entstandene farbige Areal mit einem Lineal und einer Fadenlupe gemessen wird[111].

5. Zusammenfassung

Die epithetische Wiederherstellung von ausgedehnten Gesichtsfehlbildungen und erworbenen Defekten ist eine Alternative zur plastisch-chirurgischen Rekonstruktion, wenn die chirurgischen Möglichkeiten ausgeschöpft bzw. nicht indiziert sind. Die Befestigung der Epithesen durch Implantate hat die Lebensqualität der Patienten und deren Zufriedenheit deutlich verbessert. Eine häufige Komplikation bei der epithetischen Versorgung sind jedoch periimplantäre Entzündungen. Die fehlenden zellulären epithelialen und bindegewebigen Verbindungen bei perkutanen Implantaten ermöglichen den Eintritt von Pathogenen wie Bakterien oder Toxinen ins periimplantäre Gewebe und sind häufig Ursache für periimplantäre Entzündungen. Die Beurteilung der periimplantären Zone erfolgt meist durch die – sehr subjektive – klinische Untersuchung und ggf. mikrobiologische Analysen.

Die Messung der Sulkusflüssigkeits-Flussrate (SFFR) dagegen ist als diagnostisches objektives minimal-invasives Verfahren bei intraoralen Implantaten und Zähnen etabliert und auch bei extraoralen Hautdurchleitungen zur Anwendung gekommen. Es ist bekannt, dass die SFFR bei Parodontitis und intraoraler Periimplantitis stark mit den biochemischen Entzündungsmarkern in der Sulkusflüssigkeit korreliert. Bislang hat jedoch keine Studie den Zusammenhang zwischen der SFFR und den biochemischen Entzündungsmarkern bei perkutanen Implantaten untersucht.

In dieser Arbeit wurden anamnestisch Patientendaten erhoben und das periimplantäre Gewebe klinisch beurteilt. Die SFFR wurde mit dem Periotron 8000® und die biochemischen Komponenten Calprotectin, Interleukin-6 und Hämoglobin in der Sulkusflüssigkeit durch ELISA gemessen. Die Korrelationen wurden mit statistischen Tests (Spearman, Kreuztabellen und χ^2-Test sowie Mann-Whitney bzw. Kruskal-Wallis) untersucht.

Folgende Ergebnisse wurden ermittelt:

- Alter, Geschlecht, Nikotin- oder Alkoholkonsum sowie Bestrahlung zeigten keinen Einfluss auf die periimplantären Entzündungen. Bei Nikotinabusus wurden im Sulkus erhöhte Hämoglobinwerte gemessen.
- Oberflächliche Krustenansammlungen korrelierten nicht signifikant mit den Entzündungsmarkern und der SFFR. Darüber ließen sich keine signifikanten Korrelationen zwischen den Entzündungsmarkern und der vom Patienten durchgeführten periimplantären Hygiene nachweisen.
- Es konnten keine signifikanten Unterschiede bei den Entzündungsmarkern und der SFFR zwischen verschiedenen Implantat- bzw. Abutment-Systemen festgestellt werden.
- Verschiedene Faktoren, wie die verschiedenen Implantationsorte im Gesicht oder die durch mimische Muskulatur bedingte periimplantäre Gewebsbeweglichkeit, stehen in keinem Zusammenhang zu den Entzündungsmarkern und der SFFR.
- Die durch digitale Streckung bedingte Hautbeweglichkeit zeigte eine signifikante Korrelation mit den Entzündungsmarkern in der periimplantären Haut und mit der SFFR.
- Die periimplantäre Entzündung korrelierte signifikant mit der periimplantären Gewebsdicke. Ab einer Taschentiefe von >3 mm zeigte sich ein Anstieg der Entzündungsmarker und der SFFR.
- IL-6 (insbesondere der IL-6-Gesamtgehalt) korrelierte hochsignifikant mit fast allen klinischen Entzündungsmerkmalen und der SFFR.
- Der Gesamtgehalt der beiden Entzündungsmarker ist für die Beurteilung der Entzündung geeigneter als die Konzentration, da die Konzentration der Entzündungsmarker durch den Entzündungseffekt (zunehmende Gewebssekretion in den Sulkus) erniedrigt wird.
- Die SFFR korrelierte mit dem klinischen Entzündungs-Score (nach Holgers), der Sondierungstiefe und dem Gesamtgehalt von Calprotectin und IL-6.

Die Ergebnisse der vorliegenden Analyse lassen sich wie folgt zusammenfassen:

Das IL-6 ist ein valider periimplantärer Entzündungsmarker. Die gesteigerte Exsudatssekretion (SFFR) und die Freisetzung von Calprotectin scheinen sowohl bei klinisch gesunden perkutanen Implantaten als auch bei Implantaten mit einer Periimplantitis wichtige Faktoren bei der Unterstützung der physikalisch geschwächten Hautbarriere zu sein. Die Erfassung der SFFR kann als objektive, leicht durchführbare Messung sowohl diagnostisch bei einer Entzündung im periimplantären Gewebe als auch zur Verlaufsbeurteilung bei einer Periimplantitis-Therapie empfohlen werden. Da die periimplantäre Gewebsdicke und die periimplantäre Hautbeweglichkeit wichtige Parameter für den Erhalt eines entzündungsfreien periimplantären Gewebes darstellen, ist klinisch eine ausreichende periimplantäre Gewebeausdünnung zu fordern.

LITERATUR – ANHANG – LEBENSLAUF

LITERATUR

1. Jacobsson C. Teratological studies on craniofacial malformations. Swed Dent J Suppl 1997;121:3-84.

2. Markt JC, Lemon JC. Extraoral maxillofacial prosthetic rehabilitation at the M. D. Anderson Cancer Center: a survey of patient attitudes and opinions. J Prosthet Dent 2001;85:608-613.

3. Muller F, Schadler M, Wahlmann U, Newton JP. The use of implant-supported prostheses in the functional and psychosocial rehabilitation of tumor patients. Int J Prosthodont 2004;17:512-517.

4. Nolten G. [Question of epithetic-prosthetic treatment measures]. Zahnarztl Prax 1989;40:321-324.

5. Menneking H, Klein M, Bier J. Epithetische Vesorgung von Gesichtsdefekten. MMW Münchener medizinische Wochenschrift 1996;138:704-707.

6. Federspil P, Bull H, PA. F. Epithetische Wiederherstellung im Gesicht. Deutsches Ärzteblatt 1998;95:B170-B185.

7. Robb GL, Marunick MT, Martin JW, Zlotolow IM. Midface reconstruction: surgical reconstruction versus prosthesis. Head Neck 2001;23:48-58.

8. Paschke H. Die Wiederherstellung von Gesichtsteilen durch Epithesen. DZK 1968;7:96-104.

9. Firmin F. Ear reconstruction in cases of typical microtia. Personal experience based on 352 microtic ear corrections. Scand J Plast Reconstr Surg Hand Surg 1998;32:35-47.

10. Brent B. Microtia repair with rib cartilage grafts: a review of personal experience with 1000 cases. Clin Plast Surg 2002;29:257-271, vii.

11. Nagata S. Total auricular reconstruction with a three-dimensional costal cartilage framework. Ann Chir Plast Esthet 1995;40:371-399; discussion 400-373.

12. Kaufman AJ, Brodland DG. Reconstruction of a large surgical defect on the nasal tip and ala. Dermatol Surg 2001;27:83-85; discussion 85-86.

13. Flood TR, Russell K. Reconstruction of nasal defects with implant-retained nasal prostheses. Br J Oral Maxillofac Surg 1998;36:341-345.

14. Marunick MT, Harrison R, Beumer J, 3rd. Prosthodontic rehabilitation of midfacial defects. J Prosthet Dent 1985;54:553-560.

15. Davis BK, Roumanas ED, Nishimura RD. Prosthetic-surgical collaborations in the rehabilitation of patients with head and neck defects. Otolaryngol Clin North Am 1997;30:631-645.

16. Beumer J, Curtis TA, Marunick MT. Maxillofacial rehabilitation : prosthodontic and surgical considerations. St. Louis: Ishiyaku EuroAmerica, 1996.

17. Wolfaardt J, Gehl G, Farmand M, Wilkes G. Indications and methods of care for aspects of extraoral osseointegration. Int J Oral Maxillofac Surg 2003;32:124-131.

18. Lemon JC, Chambers MS, Wesley PJ, Reece GP, Martin JW. Rehabilitation of a midface defect with reconstructive surgery and facial prosthetics: a case report. Int J Oral Maxillofac Implants 1996;11:101-105.

19. Schuchardt K, Guenther H. [the Indications for Epithesis in the Care of Facial Defects.]. Fortschr Kiefer Gesichtschir 1965;10:110-114.

20. Schwenzer N. [Indication for surgical and reconstructive covering of facial defects]. Fortschr Kiefer Gesichtschir 1978;23:21-23.

21. Menneking H, Hell B, Heißler E, Gatzunis G, Bier J. Möglichkeiten der Kombination anaplastologischer (epithetischer) und mikrochirurgischer Maßnahmen zur Rekonstruktion großer Gesichts- und Schädelbasisdefekte. In: Rahmansadeh R, Scheller EE (eds). Alloplastische Verfahren und mikrochirurgische Verfahren. Reinbek: Einhorn-Presse Verlag, 1994:48-52.

22. Schwenzer N. [Recipient site for epitheses--what the surgeon can do]. Z Stomatol 1988;85:117-124.

23. Conroy BF. The history of facial prostheses. Clin Plast Surg 1983;10:689-707.

24. Renk A. [The history of prosthetics]. Dtsch Zahnarztl Z 1986;41:1193-1201.

25. van Oort RP, Reintsema H, van Dijk G, Raghoebar GM, Roodenburg JL. Indications for extra-oral implantology. J Invest Surg 1994;7:275-281.

26. Reichenbach E. Epithesen bei Gesichtsdefekten. In: Häupl K (ed). Die Zahn-, Mund- und Kieferheilkunde; ein Handbuch für die zahnärztliche Praxis. München,: Urban & Schwarzenberg, 1955:1222-1228.

27. Gitto CA, Plata WG, Schaaf NG. Evaluation of the peri-implant epithelial tissue of percutaneous implant abutments supporting maxillofacial prostheses. Int J Oral Maxillofac Implants 1994;9:197-206.

28. Parel SM, Branemark PI, Tjellstrom A, Gion G. Osseointegration in maxillofacial prosthetics. Part II: Extraoral applications. J Prosthet Dent 1986;55:600-606.

29. Strunk K. [Prosthetic concerns in facial defects]. Dent Labor (Munch) 1992;40:1507-1508.

30. Thomas KF. Compromise in prosthetic treatment of orofacial defects: a clinical report. J Prosthet Dent 1996;76:115-118.

31. Schwipper V, Tilkorn H, Sander U. Mißerfolgsraten und Fehlindikationen in der Implantat-gestützten kraniofazialen Epithetik - Klinische Daten von 124 Patienten und Literaturübersicht. In: schwipper V, Tilkorn H (eds). Fortschritte in der kraniofazialen chirurgischen Prothetik und Epithetik. Reinbek: Einhorn-Presse Verlag GmbH, 1997:110-152.

32. Farmand M. Die epithetische Rehabilitation von Patienten mit Gesichtsdefekten mit dem Epitec-System - Grundlagen, Prinzipien, Resultate -. In: schwipper V, Tilkorn H (eds). Fortschritte in der kraniofazialen chirurgischen Prothetik und Epithetik. Reinbek: Einhorn-Presse Verlag GmbH, 1997:78-88.

33. Arcuri MR, LaVelle WE, Fyler E, Jons R. Prosthetic complications of extraoral implants. J Prosthet Dent 1993;69:289-292.

34. Chang TL, Garrett N, Roumanas E, Beumer J, 3rd. Treatment satisfaction with facial prostheses. J Prosthet Dent 2005;94:275-280.

35. Schoen PJ, Raghoebar GM, van Oort RP, Reintsema H, van der Laan BF, Burlage FR, et al. Treatment outcome of bone-anchored craniofacial prostheses after tumor surgery. Cancer 2001;92:3045-3050.

36. Lewis DH, Castleberry DJ. An assessment of recent advances in external maxillofacial materials. J Prosthet Dent 1980;43:426-432.

37. Wolfaardt JF, Wilkes GH. Craniofacial osseointegration. J Can Dent Assoc 1994;60:805-809.

38. Branemark PI. [Osseointegration methods for rehabilitation in mouth, jaw and face regions]. Phillip J 1990;7:275-279.

39. Abu-Serriah MM, McGowan DA, Moos KF, Bagg J. Extra-oral endosseous craniofacial implants: current status and future developments. Int J Oral Maxillofac Surg 2003;32:452-458.

40. Worthington P, Brånemark P-I. Advanced osseointegration surgery : applications in the maxillofacial region. Chicago: Quintessence Books, 1992.

41. Farmand M. [A new implant system for the fixation of facial prostheses]. Dtsch Z Mund Kiefer Gesichtschir 1991;15:421-427.

42. Granstrom G. Craniofacial osseointegration. Oral Dis 2007;13:261-269.

43. Albrektsson T, Jacobsson M. Bone-metal interface in osseointegration. J Prosthet Dent 1987;57:597-607.

44. Protivinsky J, Appleford M, Strnad J, Helebrant A, Ong JL. Effect of chemically modified titanium surfaces on protein adsorption and osteoblast precursor cell behavior. Int J Oral Maxillofac Implants 2007;22:542-550.

45. Klein M, Hohlfeld T, Moormann P, Menneking H. Improvement of epidermal adhesion by surface modification of craniofacial abutments. Int J Oral Maxillofac Implants 2000;15:247-251.

46. Comut AA, Weber HP, Shortkroff S, Cui FZ, Spector M. Connective tissue orientation around dental implants in a canine model. Clin Oral Implants Res 2001;12:433-440.

47. Mustafa K, Wennerberg A, Wroblewski J, Hultenby K, Lopez BS, Arvidson K. Determining optimal surface roughness of TiO(2) blasted titanium implant material for attachment, proliferation and differentiation of cells derived from human mandibular alveolar bone. Clin Oral Implants Res 2001;12:515-525.

48. Pendegrass CJ, Gordon D, Middleton CA, Sun SN, Blunn GW. Sealing the skin barrier around transcutaneous implants: in vitro study of keratinocyte proliferation and adhesion in response to surface modifications of titanium alloy. J Bone Joint Surg Br 2008;90:114-121.

49. Quirynen M, De Soete M, van Steenberghe D. Infectious risks for oral implants: a review of the literature. Clin Oral Implants Res 2002;13:1-19.

50. Steinemann SG. Metal implants and surface reactions. Injury 1996;27 Suppl 3:SC16-22.

51. Eliades T. Passive film growth on titanium alloys: physicochemical and biologic considerations. Int J Oral Maxillofac Implants 1997;12:621-627.

52. Gristina AG. Implant failure and the immuno-incompetent fibro-inflammatory zone. Clin Orthop Relat Res 1994:106-118.

53. Beumer J, 3rd, Roumanas E, Nishimura R. Advances in osseointegrated implants for dental and facial rehabilitation following major head and neck surgery. Semin Surg Oncol 1995;11:200-207.

54. del Valle V, Faulkner G, Wolfaardt J. Craniofacial osseointegrated implant-induced strain distribution: a numerical study. Int J Oral Maxillofac Implants 1997;12:200-210.

55. Menneking H, Klein M, Hell B, Bier J. Prosthetic restoration of nasal defects: Indecations for two different osseointegrated implant systems. J Facial Somato Prosthet 1998;4:29-33.

56. Thomas KF. Freestanding magnetic retention for extraoral prosthesis with osseointegrated implants. J Prosthet Dent 1995;73:162-165.

57. Vesper M, Gbara A, Hellner D, Gehrke G, Schmelzle R. [Titanium magnets on implants as an aid in rehabilitation after tumor treatment]. Mund Kiefer Gesichtschir 1999;3 Suppl 1:S90-92.

58. Lemon JC, Kiat-amnuay S, Gettleman L, Martin JW, Chambers MS. Facial prosthetic rehabilitation: preprosthetic surgical techniques and biomaterials. Curr Opin Otolaryngol Head Neck Surg 2005;13:255-262.

59. Brown AMS, Proops DW, Wake MJC. Avoiding complications with craniofacial Implants. In: Laney WR, Tolman DE (eds). Tissue integration in oral, orthopedic, and maxillofacial reconstruction : proceedings of the Second International Congress on Tissue Integration in Oral, Orthopedic, and Maxillofacial Reconstruction, Mayo Medical Center, Rochester, Minnesota, September 23-27, 1990. Chicago: Quintessence Pub. Co., 1992:294-302.

60. Tjellstrom A, Granstrom G. One-stage procedure to establish osseointegration: a zero to five years follow-up report. J Laryngol Otol 1995;109:593-598.

61. Klein M, Hein A, Lueth T, Bier J. Robot-assisted placement of craniofacial implants. Int J Oral Maxillofac Implants 2003;18:712-718.

62. Granstrom G, Tjellstrom A. Guided tissue generation in the temporal bone. Ann Otol Rhinol Laryngol 1999;108:349-354.

63. Kleber BM. Parodontologie - Kompendium für Studierende und Zahnärzte: Deutscher Ärzte-Verlag, Köln, 1998.

64. Listgarten MA. Electron microscopic study of the gingivo-dental junction of man. Am J Anat 1966;119:147-177.

65. Abrahamsson I, Berglundh T, Wennstrom J, Lindhe J. The peri-implant hard and soft tissues at different implant systems. A comparative study in the dog. Clin Oral Implants Res 1996;7:212-219.

66. Schierano G, Ramieri G, Cortese M, Aimetti M, Preti G. Organization of the connective tissue barrier around long-term loaded implant abutments in man. Clin Oral Implants Res 2002;13:460-464.

67. Berglundh T, Lindhe J, Ericsson I, Marinello CP, Liljenberg B, Thomsen P. The soft tissue barrier at implants and teeth. Clin Oral Implants Res 1991;2:81-90.

68. Arvidson K, Fartash B, Hilliges M, Kondell PA. Histological characteristics of peri-implant mucosa around Branemark and single-crystal sapphire implants. Clin Oral Implants Res 1996;7:1-10.

69. Lindhe J, Berglundh T. The interface between the mucosa and the implant. Periodontol 2000 1998;17:47-54.

70. Hermann JS, Buser D, Schenk RK, Higginbottom FL, Cochran DL. Biologic width around titanium implants. A physiologically formed and stable dimension over time. Clin Oral Implants Res 2000;11:1-11.

71. Hermann JS, Buser D, Schenk RK, Schoolfield JD, Cochran DL. Biologic Width around one- and two-piece titanium implants. Clin Oral Implants Res 2001;12:559-571.

72. Holgers KM, Thomsen P, Tjellstrom A, Ericson LE. Electron microscopic observations on the soft tissue around clinical long-term percutaneous titanium implants. Biomaterials 1995;16:83-90.

73. Holgers KM TP, Tjellström A, Ericson LE, and Bjursten LM. Morphologic Evaluation of Clinical long-Term Percutaneous Titanium Implants. Int J Oral Maxillfac Implants 1994;9:689-697.

74. Holgers KM TP, Tjellström A, Ericson LE. The soft Tissue reaction around clinical long-term percutaneous titanium implants. Transplants and Implants in Otology III 1996:35-39.

75. Holgers KM, Thomsen P, Tjellstrom A, Bjursten LM. Immunohistochemical study of the soft tissue around long-term skin-penetrating titanium implants. Biomaterials 1995;16:611-616.

76. Bos JD, Zonneveld I, Das PK, Krieg SR, van der Loos CM, Kapsenberg ML. The skin immune system (SIS): distribution and immunophenotype of lymphocyte subpopulations in normal human skin. J Invest Dermatol 1987;88:569-573.

77. Holgers KM, Branemark PI. Immunohistochemical study of clinical skin-penetrating titanium implants for orthopaedic prostheses compared with implants in the craniofacial area. Scand J Plast Reconstr Surg Hand Surg 2001;35:141-148.

78. Jansen JA, van der Waerden JP, de Groot K. Development of a new percutaneous access device for implantation in soft tissues. J Biomed Mater Res 1991;25:1535-1545.

79. Jansen JA, de Groot K. Guinea pig and rabbit model for the histological evaluation of permanent percutaneous implants. Biomaterials 1988;9:268-272.

80. Knabe C, Grosse-Siestrup C, Becker H, Pustelnik A, Gahl G. A new method to evaluate the CAPD-catheter-exit and other percutaneous devices. Int J Artif Organs 1991;14:83-86.

81. Holgers K, Paulsson M, Tjellström A, Bjursten L, Ljungh A. Selected microbial findings in Association with percutaneous titanium implants. Int J Oral Maxillfac Implants 1994;9:565-570.

82. Jacobsson M, Tjellstrom A, Thomsen P, Albrektsson T, Turesson I. Integration of titanium implants in irradiated bone. Histologic and clinical study. Ann Otol Rhinol Laryngol 1988;97:337-340.

83. Granstrom G. Osseointegration in irradiated cancer patients: an analysis with respect to implant failures. J Oral Maxillofac Surg 2005;63:579-585.

84. Granstrom G, Tjellstrom A, Branemark PI. Osseointegrated implants in irradiated bone: a case-controlled study using adjunctive hyperbaric oxygen therapy. J Oral Maxillofac Surg 1999;57:493-499.

85. Heo SJ, Sennerby L, Odersjo M, Granstrom G, Tjellstrom A, Meredith N. Stability measurements of craniofacial implants by means of resonance frequency analysis. A clinical pilot study. J Laryngol Otol 1998;112:537-542.

86. Jacobsson M, Tjellstrom A, Fine L, Andersson H. A retrospective study of osseointegrated skin-penetrating titanium fixtures used for retaining facial prostheses. Int J Oral Maxillofac Implants 1992;7:523-528.

87. von Recum AF. Applications and failure modes of percutaneous devices: a review. J Biomed Mater Res 1984;18:323-336.

88. Tjellstrom A. Osseointegrated implants for replacement of absent or defective ears. Clin Plast Surg 1990;17:355-366.

89. Westin T, Tjellstrom A, Hammerlid E, Bergstrom K, Rangert B. Long-term study of quality and safety of osseointegration for the retention of auricular prostheses. Otolaryngol Head Neck Surg 1999;121:133-143.

90. Wikipedia. Entzündung. http://dewikipediaorg/wiki/Entz%C3%BCndung, 2009.

91. Herbst H, Hübner JH. pathologie-online. http://wwwpathologie-onlinede/ap/5/indexphp, 2003.

92. Abu-Serriah MM, Bagg J, McGowan DA, Moos KF, MacKenzie D. The microflora associated with extra-oral endosseous craniofacial implants: a cross-sectional study. Int J Oral Maxillofac Surg 2000;29:344-350.

93. Toljanic JA, Morello JA, Moran WJ, Panje WR, May EF. Microflora associated with percutaneous craniofacial implants used for the retention of facial prostheses: a pilot study. Int J Oral Maxillofac Implants 1995;10:578-582.

94. Lalor PA, Revell PA, Gray AB, Wright S, Railton GT, Freeman MA. Sensitivity to titanium. A cause of implant failure? J Bone Joint Surg Br 1991;73:25-28.

95. Peters MS, Schroeter AL, van Hale HM, Broadbent JC. Pacemaker contact sensitivity. Contact Dermatitis 1984;11:214-218.

96. Holgers KM, Bjursten LM, Thomsen P, Ericson LE, Tjellstrom A. Experience with percutaneous titanium implants in the head and neck: a clinical and histological study. J Invest Surg 1989;2:7-16.

97. Reisberg DJ, Habakuk SW. Hygiene procedures for implant-retained facial prostheses. J Prosthet Dent 1995;74:499-502.

98. Menneking H, Klein M, Locke HG, Gonschior S. Pflegemaßnahmen bei knochenverankerten Gesichtsepithesen. HNO-Springer-Verlag 1998;46:579-582.

99. Reyes RA, Tjellstrom A, Granstrom G. Evaluation of implant losses and skin reactions around extraoral bone-anchored implants: A 0- to 8-year follow-up. Otolaryngol Head Neck Surg 2000;122:272-276.

100. Allen PF, Watson G, Stassen L, McMillan AS. Peri-implant soft tissue maintenance in patients with craniofacial implant retained prostheses. Int J Oral Maxillofac Surg 2000;29:99-103.

101. Gristina AG, Giridhar G, Gabriel BL, Naylor PT, Myrvik QN. Cell biology and molecular mechanisms in artificial device infections. Int J Artif Organs 1993;16:755-763.

102. Gabriel BL, Gold J, Gristina AG, Kasemo B, Lausmaa J, Harrer C, et al. Site-specific adhesion of Staphylococcus epidermidis (RP12) in Ti-Al-V metal systems. Biomaterials 1994;15:628-634.

103. Visuttiwattanakorn S ST, Thaweeboon S. Evaluation of microflora around extraoral peri-implant percutaneous tissues in a group of Thai patients. Mahidol Dent J 2006;26:281-288.

104. Taylor JJ, Preshaw PM, Donaldson PT. Cytokine gene polymorphism and immunoregulation in periodontal disease. Periodontol 2000 2004;35:158-182.

105. Holgers KM, Roupe G, Tjellstrom A, Bjursten LM. Clinical, immunological and bacteriological evaluation of adverse reactions to skin-penetrating titanium implants in the head and neck region. Contact Dermatitis 1992;27:1-7.

106. Holgers KM, Ljungh A. Cell surface characteristics of microbiological isolates from human percutaneous titanium implants in the head and neck. Biomaterials 1999;20:1319-1326.

107. Weems JJ, Jr. Candida parapsilosis: epidemiology, pathogenicity, clinical manifestations, and antimicrobial susceptibility. Clin Infect Dis 1992;14:756-766.

108. Weisz I. Dissertation. Prospektive randomisierte Studie zur Therapie der Periimplantitis bei kraniofazialen Implantaten. Berlin: Medizinische Fakultät der Charite - Universitätsmedizin, 2004.

109. Holgers KM, Tjellstrom A, Bjursten LM, Erlandsson BE. Soft tissue reactions around percutaneous implants: a clinical study of soft tissue conditions around skin-penetrating titanium implants for bone-anchored hearing aids. Am J Otol 1988;9:56-59.

110. Holgers KM, Tjellstrom A, Bjursten LM, Erlandsson BE. Soft tissue reactions around percutaneous implants: a clinical study on skin-penetrating titanium implants used for bone-anchored auricular prostheses. Int J Oral Maxillofac Implants 1987;2:35-39.

111. Guo G, Schwedtner O, Klein M. A retrospective study of implant-retained auricular prostheses. Int J Oral Maxillofac Implants 2008;23:539-543.

112. Kleinberg I, Golub LM. Gingival crevicular fluid and its use in diagnosis of disease. Int J Dermatol 1985;24:37-40.

113. Egelberg J. Gingival Exudate Measurements for Evaluation of Inflammatory Changes of the Gingivae. Odont Rev 1964;15:381-398.

114. Golub LM, Kleinberg I. Gingival crevicular fluid: a new diagnostic aid in managing the periodontal patient. Oral Sci Rev 1976:49-61.

115. Tuter G, Kurtis B, Serdar M. Effects of phase I periodontal treatment on gingival crevicular fluid levels of matrix metalloproteinase-1 and tissue inhibitor of metalloproteinase-1. J Periodontol 2002;73:487-493.

116. Jin LJ, Leung WK, Corbet EF, Soder B. Relationship of changes in interleukin-8 levels and granulocyte elastase activity in gingival crevicular fluid to subgingival periodontopathogens following non-surgical periodontal therapy in subjects with chronic periodontitis. J Clin Periodontol 2002;29:604-614.

117. Murata M, Tatsumi J, Kato Y, Suda S, Nunokawa Y, Kobayashi Y, et al. Osteocalcin, deoxypyridinoline and interleukin-1beta in peri-implant crevicular fluid of patients with peri-implantitis. Clin Oral Implants Res 2002;13:637-643.

118. Friedmann A, Friedrichs M, Kaner D, Kleber BM, Bernimoulin JP. Calprotectin and cross-linked N-terminal telopeptides in peri-implant and gingival crevicular fluid. Clin Oral Implants Res 2006;17:527-532.

119. Armitage GC. Clinical evaluation of periodontal diseases. Periodontol 2000 1995;7:39-53.

120. Kaner D, Bernimoulin JP, Kleber BM, Heizmann WR, Friedmann A. Gingival crevicular fluid levels of calprotectin and myeloperoxidase during therapy for generalized aggressive periodontitis. J Periodontal Res 2006;41:132-139.

121. Takahashi K, Takashiba S, Nagai A, Takigawa M, Myoukai F, Kurihara H, et al. Assessment of interleukin-6 in the pathogenesis of periodontal disease. J Periodontol 1994;65:147-153.

122. Corbin BD, Seeley EH, Raab A, Feldmann J, Miller MR, Torres VJ, et al. Metal chelation and inhibition of bacterial growth in tissue abscesses. Science 2008;319:962-965.

123. Sohnle PG, Hahn BL, Santhanagopalan V. Inhibition of Candida albicans growth by calprotectin in the absence of direct contact with the organisms. J Infect Dis 1996;174:1369-1372.

124. Clohessy PA, Golden BE. Calprotectin-mediated zinc chelation as a biostatic mechanism in host defence. Scand J Immunol 1995;42:551-556.

125. Chapple IL, Landini G, Griffiths GS, Patel NC, Ward RS. Calibration of the Periotron 8000 and 6000 by polynomial regression. J Periodontal Res 1999;34:79-86.

126. Martin P, D'Aoust P, Landry RG, Valois M. The reliability of the Periotron 6000 in the presence of plaque. J Can Dent Assoc 1994;60:895-898.

127. Ciantar M, Caruana DJ. Periotron 8000: calibration characteristics and reliability. J Periodontal Res 1998;33:259-264.

128. D'Aoust P, Landry RG. The effect of supragingival plaque on crevicular fluid measurements. Int Dent J 1994;44:159-164.

129. Miyasaki KT, Voganatsi A, Huynh T, Marcus M, Underwood S. Calprotectin and lactoferrin levels in the gingival crevicular fluid of children. J Periodontol 1998;69:879-883.

130. Esposito M, Hirsch JM, Lekholm U, Thomsen P. Biological factors contributing to failures of osseointegrated oral implants. (II). Etiopathogenesis. Eur J Oral Sci 1998;106:721-764.

131. D'Aiuto F, Parkar M, Andreou G, Suvan J, Brett PM, Ready D, et al. Periodontitis and systemic inflammation: control of the local infection is associated with a reduction in serum inflammatory markers. J Dent Res 2004;83:156-160.

132. Strietzel FP, Reichart PA, Kale A, Kulkarni M, Wegner B, Kuchler I. Smoking interferes with the prognosis of dental implant treatment: a systematic review and meta-analysis. J Clin Periodontol 2007;34:523-544.

133. Baig MR, Rajan M. Effects of smoking on the outcome of implant treatment: a literature review. Indian J Dent Res 2007;18:190-195.

134. Susarla SM, Chuang SK, Dodson TB. Delayed versus immediate loading of implants: survival analysis and risk factors for dental implant failure. J Oral Maxillofac Surg 2008;66:251-255.

135. Vehemente VA, Chuang SK, Daher S, Muftu A, Dodson TB. Risk factors affecting dental implant survival. J Oral Implantol 2002;28:74-81.

136. Chuang SK, Wei LJ, Douglass CW, Dodson TB. Risk factors for dental implant failure: a strategy for the analysis of clustered failure-time observations. J Dent Res 2002;81:572-577.

137. Lambert PM, Morris HF, Ochi S. The influence of smoking on 3-year clinical success of osseointegrated dental implants. Ann Periodontol 2000;5:79-89.

138. Danielsen B, Manji F, Nagelkerke N, Fejerskov O, Baelum V. Effect of cigarette smoking on the transition dynamics in experimental gingivitis. J Clin Periodontol 1990;17:159-164.

139. Rosa GM, Lucas GQ, Lucas ON. Study of the crevicular fluid flow rate in smokers. Acta Odontol Latinoam 2000;13:51-60.

140. Morozumi T, Kubota T, Sato T, Okuda K, Yoshie H. Smoking cessation increases gingival blood flow and gingival crevicular fluid. J Clin Periodontol 2004;31:267-272.

141. Giannopoulou C, Kamma JJ, Mombelli A. Effect of inflammation, smoking and stress on gingival crevicular fluid cytokine level. J Clin Periodontol 2003;30:145-153.

142. Kamma JJ, Giannopoulou C, Vasdekis VG, Mombelli A. Cytokine profile in gingival crevicular fluid of aggressive periodontitis: influence of smoking and stress. J Clin Periodontol 2004;31:894-902.

143. Bostrom L, Linder LE, Bergstrom J. Smoking and cervicular fluid levels of IL-6 and TNF-alpha in periodontal disease. J Clin Periodontol 1999;26:352-357.

144. Erdemir EO, Duran I, Haliloglu S. Effects of smoking on clinical parameters and the gingival crevicular fluid levels of IL-6 and TNF-alpha in patients with chronic periodontitis. J Clin Periodontol 2004;31:99-104.

145. Rauchen - Zahlen und Fakten. wwwkrebsgesellschaftde: Deutsche Krebsgesellschaft e.V., 2008.

146. Bernhard D, Csordas A, Henderson B, Rossmann A, Kind M, Wick G. Cigarette smoke metal-catalyzed protein oxidation leads to vascular endothelial cell contraction by depolymerization of microtubules. FASEB J 2005;19:1096-1107.

147. Nagy J, Demaster EG, Wittmann I, Shultz P, Raij L. Induction of endothelial cell injury by cigarette smoke. Endothelium 1997;5:251-263.

148. Bernhard D, Pfister G, Huck CW, Kind M, Salvenmoser W, Bonn GK, et al. Disruption of vascular endothelial homeostasis by tobacco smoke: impact on atherosclerosis. FASEB J 2003;17:2302-2304.

149. Bergstrom J, Persson L, Preber H. Influence of cigarette smoking on vascular reaction during experimental gingivitis. Scand J Dent Res 1988;96:34-39.

150. Camilli JA, da Cunha MR, Bertran CA, Kawachi EY. Subperiosteal hydroxyapatite implants in rats submitted to ethanol ingestion. Arch Oral Biol 2004;49:747-753.

151. Ekfeldt A, Christiansson U, Eriksson T, Linden U, Lundqvist S, Rundcrantz T, et al. A retrospective analysis of factors associated with multiple implant failures in maxillae. Clin Oral Implants Res 2001;12:462-467.

152. Trevisiol CH, Turner RT, Pfaff JE, Hunter JC, Menagh PJ, Hardin K, et al. Impaired osteoinduction in a rat model for chronic alcohol abuse. Bone 2007;41:175-180.

153. Torricelli P, Fini M, Giavaresi G, Rimondini L, Tschon M, Rimondini R, et al. Chronic alcohol abuse and endosseous implants: linkage of in vitro osteoblast dysfunction to titanium osseointegration rate. Toxicology 2008;243:138-144.

154. Granstrom G, Jacobsson M, Tjellstrom A. Titanium implants in irradiated tissue: benefits from hyperbaric oxygen. Int J Oral Maxillofac Implants 1992;7:15-25.

155. Waldschmidt TJ, Cook RT, Kovacs EJ. Alcohol and inflammation and immune responses: summary of the 2006 Alcohol and Immunology Research Interest Group (AIRIG) meeting. Alcohol 2008;42:137-142.

156. Marx RE, Johnson RP. Studies in the radiobiology of osteoradionecrosis and their clinical significance. Oral Surg Oral Med Oral Pathol 1987;64:379-390.

157. Lange KP, Laass M, Retemeyer K. Eine tierexperimentelle Studie zum Einheilverhalten enossaler Implantate im bestrahlten Knochen. Dtsch Zahnarztl Z 1993;48:512-514.

158. Reuther T, Schuster T, Mende U, Kubler A. Osteoradionecrosis of the jaws as a side effect of radiotherapy of head and neck tumour patients--a report of a thirty year retrospective review. Int J Oral Maxillofac Surg 2003;32:289-295.

159. Jacobsson MG, Jonsson AK, Albrektsson TO, Turesson IE. Short- and long-term effects of irradiation on bone regeneration. Plast Reconstr Surg 1985;76:841-850.

160. Eckert SE, Desjardins RP, Keller EE, Tolman DE. Endosseous implants in an irradiated tissue bed. J Prosthet Dent 1996;76:45-49.

161. Sonis ST, Fey EG. Oral complications of cancer therapy. Oncology (Williston Park) 2002;16:680-686; discussion 686, 691-682, 695.

162. Dreizen S, Daly TE, Drane JB, Brown LR. Oral complications of cancer radiotherapy. Postgrad Med 1977;61:85-92.

163. Dreizen S. Oral complications of cancer therapies. Description and incidence of oral complications. NCI Monogr 1990:11-15.

164. Donoff RB. Treatment of the irradiated patient with dental implants: the case against hyperbaric oxygen treatment. J Oral Maxillofac Surg 2006;64:819-822.

165. Granstrom G. Placement of dental implants in irradiated bone: the case for using hyperbaric oxygen. J Oral Maxillofac Surg 2006;64:812-818.

166. Baschleben G. Dissertation. Das Einheilungsverhalten von Titanimplantaten unter einer präoperativen Chemotherapie mit Cisplatin Histomorphometrische Untersuchungen am Tiermodell des Kaninchens. Halle-Wittenberg: Medizinische Fakultät der Martin-Luther-Universität, 2004.

167. Kovacs AF. Influence of chemotherapy on endosteal implant survival and success in oral cancer patients. Int J Oral Maxillofac Surg 2001;30:144-147.

168. Wolfaardt J, Granstrom G, Friberg B, Jha N, Tjellstrom A. A retrospective study on the effects of chemotherapie on osseointegration. J Facial Somato Prosthet 1996;2:99-107.

169. Chen X, Matsui Y, Ohno K, Michi K. Histomorphometric evaluation of the effect of hyperbaric oxygen treatment on healing around hydroxyapatite implants in irradiated rat bone. Int J Oral Maxillofac Implants 1999;14:61-68.

170. Coulthard P, Esposito M, Worthington HV, Jokstad A. Therapeutic use of hyperbaric oxygen for irradiated dental implant patients: a systematic review. J Dent Educ 2003;67:64-68.

171. Schoen PJ, Raghoebar GM, Bouma J, Reintsema H, Vissink A, Sterk W, et al. Rehabilitation of oral function in head and neck cancer patients after radiotherapy with implant-retained dentures: effects of hyperbaric oxygen therapy. Oral Oncol 2007;43:379-388.

172. Roseth AG, Fagerhol MK, Aadland E, Schjonsby H. Assessment of the neutrophil dominating protein calprotectin in feces. A methodologic study. Scand J Gastroenterol 1992;27:793-798.

173. Alsaadi G, Quirynen M, Michiles K, Teughels W, Komarek A, van Steenberghe D. Impact of local and systemic factors on the incidence of failures up to abutment connection with modified surface oral implants. J Clin Periodontol 2008;35:51-57.

174. Alsaadi G, Quirynen M, Komarek A, van Steenberghe D. Impact of local and systemic factors on the incidence of oral implant failures, up to abutment connection. J Clin Periodontol 2007;34:610-617.

175. Gerritsen M, Lutterman JA, Jansen JA. Wound healing around bone-anchored percutaneous devices in experimental diabetes mellitus. J Biomed Mater Res 2000;53:702-709.

176. Roumanas E NR, Beumer J III, Moy P, Weinlander M, Lorant J. Craniofacial defects and osseointegrated implants: six-year follow-up report on the success rates of craniofacial implants at UCLA. Int J Oral Maxillofac Implants 1994;9:579–585.

177. Parel SM, Tjellstrom A. The United States and Swedish experience with osseointegration and facial prostheses. Int J Oral Maxillofac Implants 1991;6:75-79.

178. Tolman DE, Taylor PF. Bone-anchored craniofacial prosthesis study: irradiated patients. Int J Oral Maxillofac Implants 1996;11:612-619.

179. Wolfaardt JF, Wilkes GH, Parel SM, Tjellstrom A. Craniofacial osseointegration: the Canadian experience. Int J Oral Maxillofac Implants 1993;8:197-204.

180. Mackenzie IC, Tonetti MS. Formation of normal gingival epithelial phenotypes around osseointegrated oral implants in humans. J Periodontol 1995;66:933-943.

181. Portmann D, Boudard P, Herman D. Anatomical results with titanium implants in the mastoid region. Ear Nose Throat J 1997;76:231-234, 236.

182. Branemark PI, Albrektsson T. Titanium implants permanently penetrating human skin. Scand J Plast Reconstr Surg 1982;16:17-21.

183. Lundgren S, Moy PK, Beumer J, 3rd, Lewis S. Surgical considerations for endosseous implants in the craniofacial region: a 3-year report. Int J Oral Maxillofac Surg 1993;22:272-277.

184. Geivelis M, Turner DW, Pederson ED, Lamberts BL. Measurements of interleukin-6 in gingival crevicular fluid from adults with destructive periodontal disease. J Periodontol 1993;64:980-983.

185. Guillot JL, Pollock SM, Johnson RB. Gingival interleukin-6 concentration following phase I therapy. J Periodontol 1995;66:667-672.

186. Lin SJ, Chen YL, Kuo MY, Li CL, Lu HK. Measurement of gp130 cytokines oncostatin M and IL-6 in gingival crevicular fluid of patients with chronic periodontitis. Cytokine 2005;30:160-167.

187. Wiltfang J, Merten HA, Hönig JH. Histomorphometrische Untersuchung des Einheilverhaltens verschiedener extraoraler Implantatsysteme. Z ZahnärztlImplantol 1998;14:40-45.

188. Zipprich H, Weigel P, Lange B, Lauer HC. Micromovements at the Implant-Abutment Interface: Measurment, Causes, and Consequences. Implantologie 2007;15:31-46.

189. Mekayarajjananonth T, LoCascio SJ, Winkler S, Salinas TJ, Guerra LR. Alternative retention for an implant-retained auricular prosthesis. J Oral Implantol 2002;28:117-121.

190. Ciocca L, Gassino G, Scotti R. Home care maintenance protocol for ear prostheses. Minerva Stomatol 2004;53:611-617.

191. Pigno MA, Goldschmidt MC, Lemon JC. The efficacy of antifungal agents incorporated into a facial prosthetic silicone elastomer. J Prosthet Dent 1994;71:295-300.

192. Twardowski ZJ, Dobbie JW, Moore HL, Nichols WK, DeSpain JD, Anderson PC, et al. Morphology of peritoneal dialysis catheter tunnel: macroscopy and light microscopy. Perit Dial Int 1991;11:237-251.

193. Champagne CM, Buchanan W, Reddy MS, Preisser JS, Beck JD, Offenbacher S. Potential for gingival crevice fluid measures as predictors of risk for periodontal diseases. Periodontol 2000 2003;31:167-180.

194. Brill N. Gingival conditions related to flow of tissue fluid into gingival pockets. Acta Odontol Scand 1960;18:421-446.

195. Armitage GC. Analysis of gingival crevice fluid and risk of progression of periodontitis. Periodontol 2000 2004;34:109-119.

196. Santhanagopalan V, Hahn BL, Dunn BE, Weissner JH, Sohnle PG. Antimicrobial activity of calprotectin isolated from human empyema fluid supernatants. Clin Immunol Immunopathol 1995;76:285-290.

197. Murthy AR, Lehrer RI, Harwig SS, Miyasaki KT. In vitro candidastatic properties of the human neutrophil calprotectin complex. J Immunol 1993;151:6291-6301.

198. Sohnle PG, Collins-Lech C, Wiessner JH. The zinc-reversible antimicrobial activity of neutrophil lysates and abscess fluid supernatants. J Infect Dis 1991;164:137-142.

199. Herndon BL, Abbasi S, Bennett D, Bamberger D. Calcium-binding proteins MRP 8 and 14 in a Staphylococcus aureus infection model: role of therapy, inflammation, and infection persistence. J Lab Clin Med 2003;141:110-120.

200. De Jongh RF, Vissers KC, Meert TF, Booij LH, De Deyne CS, Heylen RJ. The role of interleukin-6 in nociception and pain. Anesth Analg 2003;96:1096-1103, table of contents.

201. Mogi M, Otogoto J, Ota N, Inagaki H, Minami M, Kojima K. Interleukin 1 beta, interleukin 6, beta 2-microglobulin, and transforming growth factor-alpha in gingival crevicular fluid from human periodontal disease. Arch Oral Biol 1999;44:535-539.

202. Loos BG, Tjoa S. Host-derived diagnostic markers for periodontitis: do they exist in gingival crevice fluid? Periodontol 2000 2005;39:53-72.

203. Apse P, Ellen RP, Overall CM, Zarb GA. Microbiota and crevicular fluid collagenase activity in the osseointegrated dental implant sulcus: a comparison of sites in edentulous and partially edentulous patients. J Periodontal Res 1989;24:96-105.

204. Leung IK, Mani RS, Kay CM. Fluorescence studies on the Ca2+ and Zn2+ binding properties of the alpha-subunit of bovine brain S-100a protein. FEBS Lett 1987;214:35-40.

205. Dale I, Brandtzaeg P, Fagerhol MK, Scott H. Distribution of a new myelomonocytic antigen (L1) in human peripheral blood leukocytes. Immunofluorescence and immunoperoxidase staining features in comparison with lysozyme and lactoferrin. Am J Clin Pathol 1985;84:24-34.

206. Striz I, Trebichavsky I. Calprotectin - a pleiotropic molecule in acute and chronic inflammation. Physiol Res 2004;53:245-253.

207. Johne B, Fagerhol MK, Lyberg T, Prydz H, Brandtzaeg P, Naess-Andresen CF, et al. Functional and clinical aspects of the myelomonocyte protein calprotectin. Mol Pathol 1997;50:113-123.

208. Que ML, Andersen E, Mombelli A. Myeloid-related protein (MRP)8/14 (calprotectin) and its subunits MRP8 and MRP14 in plaque-induced early gingival inflammation. J Clin Periodontol 2004;31:978-984.

209. Edgeworth J, Gorman M, Bennett R, Freemont P, Hogg N. Identification of p8,14 as a highly abundant heterodimeric calcium binding protein complex of myeloid cells. J Biol Chem 1991;266:7706-7713.

210. Fagerhol M, Dale I, Andersson T. Release and quantitation of a leucocyte derived protein (L1). Scand J Haematol 1980;24:393-398.

211. Steinbakk M, Naess-Andresen CF, Lingaas E, Dale I, Brandtzaeg P, Fagerhol MK. Antimicrobial actions of calcium binding leucocyte L1 protein, calprotectin. Lancet 1990;336:763-765.

212. Odink K, Cerletti N, Bruggen J, Clerc RG, Tarcsay L, Zwadlo G, et al. Two calcium-binding proteins in infiltrate macrophages of rheumatoid arthritis. Nature 1987;330:80-82.

213. Wilkinson MM, Busuttil A, Hayward C, Brock DJ, Dorin JR, Van Heyningen V. Expression pattern of two related cystic fibrosis-associated calcium-binding proteins in normal and abnormal tissues. J Cell Sci 1988;91 (Pt 2):221-230.

214. Zwadlo G, Schlegel R, Sorg C. A monoclonal antibody to a subset of human monocytes found only in the peripheral blood and inflammatory tissues. J Immunol 1986;137:512-518.

215. Dale I, Fagerhol MK, Naesgaard I. Purification and partial characterization of a highly immunogenic human leukocyte protein, the L1 antigen. Eur J Biochem 1983;134:1-6.

216. Eversole LR, Miyasaki KT, Christensen RE. Keratinocyte expression of calprotectin in oral inflammatory mucosal diseases. J Oral Pathol Med 1993;22:303-307.

217. Echelard S, Hoyaux D, Hermans M, Daelemans P, Roth J, Philippart P, et al. S100A8 and S100A9 calcium-binding proteins: localization within normal and cyclosporin A-induced overgrowth gingiva. Connect Tissue Res 2002;43:419-424.

218. Eversole LR, Miyasaki KT, Christensen RE. The distribution of the antimicrobial protein, calprotectin, in normal oral keratinocytes. Arch Oral Biol 1992;37:963-968.

219. Hogg N, Allen C, Edgeworth J. Monoclonal antibody 5.5 reacts with p8,14, a myeloid molecule associated with some vascular endothelium. Eur J Immunol 1989;19:1053-1061.

220. Voganatsi A, Panyutich A, Miyasaki KT, Murthy RK. Mechanism of extracellular release of human neutrophil calprotectin complex. J Leukoc Biol 2001;70:130-134.

221. Suryono, Kido J, Hayashi N, Kataoka M, Nagata T. Effect of Porphyromonas gingivalis lipopolysaccharide, tumor necrosis factor-alpha, and interleukin-1beta on calprotectin release in human monocytes. J Periodontol 2003;74:1719-1724.

222. Kido J, Kido R, Suryono, Kataoka M, Fagerhol MK, Nagata T. Induction of calprotectin release by Porphyromonas gingivalis lipopolysaccharide in human neutrophils. Oral Microbiol Immunol 2004;19:182-187.

223. Frosch M, Strey A, Vogl T, Wulffraat NM, Kuis W, Sunderkotter C, et al. Myeloid-related proteins 8 and 14 are specifically secreted during interaction of phagocytes and activated endothelium and are useful markers for monitoring disease activity in pauciarticular-onset juvenile rheumatoid arthritis. Arthritis Rheum 2000;43:628-637.

224. Rammes A, Roth J, Goebeler M, Klempt M, Hartmann M, Sorg C. Myeloid-related protein (MRP) 8 and MRP14, calcium-binding proteins of the S100 family, are secreted by activated monocytes via a novel, tubulin-dependent pathway. J Biol Chem 1997;272:9496-9502.

225. Boussac M, Garin J. Calcium-dependent secretion in human neutrophils: a proteomic approach. Electrophoresis 2000;21:665-672.

226. Brun JG, Ulvestad E, Fagerhol MK, Jonsson R. Effects of human calprotectin (L1) on in vitro immunoglobulin synthesis. Scand J Immunol 1994;40:675-680.

227. Sorg C. The calcium binding proteins MRP8 and MRP14 in acute and chronic inflammation. Behring Inst Mitt 1992:126-137.

228. Sohnle PG, Hunter MJ, Hahn B, Chazin WJ. Zinc-reversible antimicrobial activity of recombinant calprotectin (migration inhibitory factor-related proteins 8 and 14). J Infect Dis 2000;182:1272-1275.

229. Yui S, Mikami M, Yamazaki M. Purification and characterization of the cytotoxic factor in rat peritoneal exudate cells: its identification as the calcium binding protein complex, calprotectin. J Leukoc Biol 1995;58:307-316.

230. McNamara MP, Wiessner JH, Collins-Lech C, Hahn BL, Sohnle PG. Neutrophil death as a defence mechanism against Candida albicans infections. Lancet 1988;2:1163-1165.

231. Yui S, Mikami M, Yamazaki M. Induction of apoptotic cell death in mouse lymphoma and human leukemia cell lines by a calcium-binding protein complex, calprotectin, derived from inflammatory peritoneal exudate cells. J Leukoc Biol 1995;58:650-658.

232. Lehrer RI. Holocrine secretion of calprotectin: a neutrophil-mediated defense against Candida albicans? J Lab Clin Med 1993;121:193-194.

233. Nisapakultorn K, Ross KF, Herzberg MC. Calprotectin expression inhibits bacterial binding to mucosal epithelial cells. Infect Immun 2001;69:3692-3696.

234. Thorey IS, Roth J, Regenbogen J, Halle JP, Bittner M, Vogl T, et al. The Ca2+-binding proteins S100A8 and S100A9 are encoded by novel injury-regulated genes. J Biol Chem 2001;276:35818-35825.

235. Miyasaki KT, Bodeau AL, Murthy AR, Lehrer RI. In vitro antimicrobial activity of the human neutrophil cytosolic S-100 protein complex, calprotectin, against Capnocytophaga sputigena. J Dent Res 1993;72:517-523.

236. Loomans HJ, Hahn BL, Li QQ, Phadnis SH, Sohnle PG. Histidine-based zinc-binding sequences and the antimicrobial activity of calprotectin. J Infect Dis 1998;177:812-814.

237. Sohnle PG, Hahn BL. Effect of zinc-reversible growth-inhibitory activity in human empyema fluid on antibiotic microbicidal activity. Antimicrob Agents Chemother 2000;44:139-142.

238. Sugarman B. Zinc and infection. Rev Infect Dis 1983;5:137-147.

239. Lusitani D, Malawista SE, Montgomery RR. Calprotectin, an abundant cytosolic protein from human polymorphonuclear leukocytes, inhibits the growth of Borrelia burgdorferi. Infect Immun 2003;71:4711-4716.

240. Novick RP. Medicine. Combating impervious bugs. Science 2008;319:910-911.

241. Russell DG. Staphylococcus and the healing power of pus. Cell Host Microbe 2008;3:115-116.

242. Roseth AG, Kristinsson J, Fagerhol MK, Schjonsby H, Aadland E, Nygaard K, et al. Faecal calprotectin: a novel test for the diagnosis of colorectal cancer? Scand J Gastroenterol 1993;28:1073-1076.

243. Dale I, Brandtzaeg P. Expression of the epithelial L1 antigen as an immunohistochemical marker of squamous cell carcinoma of the lung. Histopathology 1989;14:493-502.

244. Lugering N, Stoll R, Kucharzik T, Burmeister G, Sorg C, Domschke W. Serum 27E10 antigen: a new potential marker for staging HIV disease. Clin Exp Immunol 1995;101:249-253.

245. Sander J, Fagerhol MK, Bakken JS, Dale I. Plasma levels of the leucocyte L1 protein in febrile conditions: relation to aetiology, number of leucocytes in blood, blood sedimentation reaction and C-reactive protein. Scand J Clin Lab Invest 1984;44:357-362.

246. Poullis A, Foster R, Mendall MA, Fagerhol MK. Emerging role of calprotectin in gastroenterology. J Gastroenterol Hepatol 2003;18:756-762.

247. Kido J, Nakamura T, Kido R, Ohishi K, Yamauchi N, Kataoka M, et al. Calprotectin, a leukocyte protein related to inflammation, in gingival crevicular fluid. J Periodontal Res 1998;33:434-437.

248. Bokarewa MI, Tarkowski A. Thrombin generation and mortality during Staphylococcus aureus sepsis. Microb Pathog 2001;30:247-252.

249. Brandtzaeg P, Gabrielsen TO, Dale I, Muller F, Steinbakk M, Fagerhol MK. The leucocyte protein L1 (calprotectin): a putative nonspecific defence factor at epithelial surfaces. Adv Exp Med Biol 1995;371A:201-206.

250. Nisapakultorn K, Ross KF, Herzberg MC. Calprotectin expression in vitro by oral epithelial cells confers resistance to infection by Porphyromonas gingivalis. Infect Immun 2001;69:4242-4247.

251. Kido J, Nishikawa S, Ishida H, Yamashita K, Kitamura S, Kohri K, et al. Identification of calprotectin, a calcium binding leukocyte protein, in human dental calculus matrix. J Periodontal Res 1997;32:355-361.

252. Nakamura T, Kido J, Kido R, Ohishi K, Yamauchi N, Kataoka M, et al. The association of calprotectin level in gingival crevicular fluid with gingival index and the activities of collagenase and aspartate aminotransferase in adult periodontitis patients. J Periodontol 2000;71:361-367.

253. Schlegel Gomez R, Langer P, Pelka M, von den Driesch P, Johannessen AC, Simon M, Jr. Variational expression of functionally different macrophage markers (27E10, 25F9, RM3/1) in normal gingiva and inflammatory periodontal disease. J Clin Periodontol 1995;22:341-346.

254. Kido J, Nakamura T, Kido R, Ohishi K, Yamauchi N, Kataoka M, et al. Calprotectin in gingival crevicular fluid correlates with clinical and biochemical markers of periodontal disease. J Clin Periodontol 1999;26:653-657.

255. Hirano T, Yasukawa K, Harada H, Taga T, Watanabe Y, Matsuda T, et al. Complementary DNA for a novel human interleukin (BSF-2) that induces B lymphocytes to produce immunoglobulin. Nature 1986;324:73-76.

256. Fujihashi K, Kono Y, Beagley KW, Yamamoto M, McGhee JR, Mestecky J, et al. Cytokines and periodontal disease: immunopathological role of interleukins for B cell responses in chronic inflamed gingival tissues. J Periodontol 1993;64:400-406.

257. Taga T, Kishimoto T. Gp130 and the interleukin-6 family of cytokines. Annu Rev Immunol 1997;15:797-819.

258. Kalai M, Montero-Julian FA, Grotzinger J, Fontaine V, Vandenbussche P, Deschuyteneer R, et al. Analysis of the human interleukin-6/human interleukin-6 receptor binding interface at the amino acid level: proposed mechanism of interaction. Blood 1997;89:1319-1333.

259. Carstanjen D, Regenfus M, Muller C, Salama A. Interleukin-6 is a major effector molecule of short-term G-CSF treatment inducing bone metabolism and an acute-phase response. Exp Hematol 2001;29:812-821.

260. Revel M. Host defense against infections and inflammations: role of the multifunctional IL-6/IFN-beta 2 cytokine. Experientia 1989;45:549-557.

261. Hirano T, Akira S, Taga T, Kishimoto T. Biological and clinical aspects of interleukin 6. Immunol Today 1990;11:443-449.

262. Gabay C, Kushner I. Acute-phase proteins and other systemic responses to inflammation. N Engl J Med 1999;340:448-454.

263. Lotz M, Jirik F, Kabouridis P, Tsoukas C, Hirano T, Kishimoto T, et al. B cell stimulating factor 2/interleukin 6 is a costimulant for human thymocytes and T lymphocytes. J Exp Med 1988;167:1253-1258.

264. Ishimi Y, Miyaura C, Jin CH, Akatsu T, Abe E, Nakamura Y, et al. IL-6 is produced by osteoblasts and induces bone resorption. J Immunol 1990;145:3297-3303.

265. Udagawa N, Takahashi N, Katagiri T, Tamura T, Wada S, Findlay DM, et al. Interleukin (IL)-6 induction of osteoclast differentiation depends on IL-6 receptors expressed on osteoblastic cells but not on osteoclast progenitors. J Exp Med 1995;182:1461-1468.

266. Roodman GD. Role of cytokines in the regulation of bone resorption. Calcif Tissue Int 1993;53 Suppl 1:S94-98.

267. Shapira L, Wilensky A, Kinane DF. Effect of genetic variability on the inflammatory response to periodontal infection. J Clin Periodontol 2005;32 Suppl 6:72-86.

268. D'Aiuto F, Parkar M, Brett PM, Ready D, Tonetti MS. Gene polymorphisms in pro-inflammatory cytokines are associated with systemic inflammation in patients with severe periodontal infections. Cytokine 2004;28:29-34.

269. Trevilatto PC, Scarel-Caminaga RM, de Brito RB, Jr., de Souza AP, Line SR. Polymorphism at position -174 of IL-6 gene is associated with susceptibility to chronic periodontitis in a Caucasian Brazilian population. J Clin Periodontol 2003;30:438-442.

270. Reinhardt RA, Masada MP, Kaldahl WB, DuBois LM, Kornman KS, Choi JI, et al. Gingival fluid IL-1 and IL-6 levels in refractory periodontitis. J Clin Periodontol 1993;20:225-231.

271. Uematsu S, Mogi M, Deguchi T. Interleukin (IL)-1 beta, IL-6, tumor necrosis factor-alpha, epidermal growth factor, and beta 2-microglobulin levels are elevated in gingival crevicular fluid during human orthodontic tooth movement. J Dent Res 1996;75:562-567.

272. Clarke SA, Brooks RA, Hobby JL, Wimhurst JA, Myer BJ, Rushton N. Correlation of synovial fluid cytokine levels with histological and clinical parameters of primary and revision total hip and total knee replacements. Acta Orthop Scand 2001;72:491-498.

273. Yamazaki K, Honda T, Oda T, Ueki-Maruyama K, Nakajima T, Yoshie H, et al. Effect of periodontal treatment on the C-reactive protein and proinflammatory cytokine levels in Japanese periodontitis patients. J Periodontal Res 2005;40:53-58.

274. Ide M, McPartlin D, Coward PY, Crook M, Lumb P, Wilson RF. Effect of treatment of chronic periodontitis on levels of serum markers of acute-phase inflammatory and vascular responses. J Clin Periodontol 2003;30:334-340.

275. Bhakdi S, Tranum-Jensen J. Alpha-toxin of Staphylococcus aureus. Microbiol Rev 1991;55:733-751.

276. Menzies BE, Kourteva I. Staphylococcus aureus alpha-toxin induces apoptosis in endothelial cells. FEMS Immunol Med Microbiol 2000;29:39-45.

277. Smith QT, Au GS, Freese PL, Osborn JB, Stoltenberg JL. Five parameters of gingival crevicular fluid from eight surfaces in periodontal health and disease. J Periodontal Res 1992;27:466-475.

278. Attstrom R. Studies on neutrophil polymorphonuclear leukocytes at the dento-gingival junction in gingival health and disease. J Periodontal Res Suppl 1971;8:1-15.

279. Lamster IB, Oshrain RL, Gordon JM. Enzyme activity in human gingival crevicular fluid: considerations in data reporting based on analysis of individual crevicular sites. J Clin Periodontol 1986;13:799-804.

Anhang 1

Zylinderimplantat mit Flansch			Brånemark® Nobel Biocare, Gothenborg, Schweden (Schraube, selbstschneidend, maschinierte Oberfläche)
Zylinderimplantat mit und ohne Flansch			Straumann AG® (Schraube, selbstschneidend, geätzte Oberfläche)
Trägerplatte			Epitec System® Stryker Leibinger GmbH & Co. KG (Glatte Oberfläche)
Trägerplatte			Ti-Epiplating System® Medicon eG (Glatte Oberfläche)
Magnet-Abutments			Steco-System-Technik® GmbH & Co. KG (Glatte Oberfläche)

Anhang 2

Region	Ort	n	Volumen (µl)		Konz. (µg/ml)		Gesamtgehalt (ng/st)	
			SFFR	Blut	Calp	IL-6	Calp	IL-6
Orbita	1-8	10	0,30	0,03	1825	0,109	585	0,032
	9	8	0,18	0,03	2616	0,0	406	0,0
	10	10	0,18	0,03	1383	0,0	205	0,0
	11	6	0,40	0,03	1965	0,019	788	0,008
	12	6	1,32	0,05	1997	0,0	656	0,0
	p-Wert		*n.s.*	*n.s.*	*n.s.*	*n.s.*	*n.s.*	*n.s.*
Mastoid	16	13	0,35	0,03	2656	0,198	806	0,083
	17	11	0,35	0,02	1779	0,304	847	0,089
	18	14	0,35	0,02	1950	0,295	655	0,112
	p-Wert		*n.s.*	*n.s.*	*n.s.*	*n.s.*	*n.s.*	*n.s.*
Nase	13	1	0,24	0,04	3066	0,0	745	0,0
	14	5	0,49	0,06	1175	0,184	576	0,080
BAHA	19	2	0,31	0,01	2021	0,0	633	0,0
			0,58	0,06	1735	0,106	1008	0,061

Tab. 20: SFFR, Blut und Entzündungsmarker nach lokaler Implantatanordnung (Median, Signifikanz)

Anhang 3

		n	Volumen (µl)		Konz. (µg/ml)		Gesamtgehalt (ng/st)	
			SFFR	Blut	Calp	IL-6	Calp	IL-6
Geschlecht	männl.	36	0,35	0,03	2121	0,302	677	0,107
	weibl.	50	0,31	0,02	1768	0,0	605	0,0
	p-Wert		*n.s.*	*n.s.*	*n.s.*	*<0,0005*	*n.s.*	*<0,0005*
Nikotinkonsum	Nein	72	0,33	0,02	1884	0,102	672	0,045
	Ja	14	0,29	0,05	1827	0,237	472	0,08
	P-Wert		*n.s.*	*0,006*	*n.s.*	*n.s.*	*n.s.*	*n.s.*
Alkoholkonsum	Nein	79	0,33	0,02	1963	0,106	691	0,056
	Ja	7	0,21	0,05	1041	0,29	305	0,081
	P-Wert		*n.s.*	*n.s.*	*n.s.*	*n.s.*	*0,006*	*n.s.*
Bestrahlung	Nein	63	O,33	0,03	1785	0,154	662	0,061
	Ja	23	0,25	0,02	2286	0,039	576	0,016
	P-Wert		*n.s.*	*n.s.*	*n.s.*	*n.s.*	*n.s.*	*n.s.*
Allgemein-Erkrankungen	Nein	49	0,35	0,03	1966	0,141	692	0,064
	Ja	37	0,25	0,02	1785	0,065	561	0,035
	P-Wert		*0,007*	*n.s.*	*n.s.*	*n.s.*	*n.s.*	*n.s.*
Medikation	Nein	45	0,35	0,03	1966	0,141	692	0,075
	Ja	41	0,25	0,02	1785	0,065	561	0,020
	P-Wert		*0,002*	*n.s.*	*n.s.*	*n.s.*	*n.s.*	*n.s.*

Tab. 21: SFFR, Blut, Entzündungsmarker u. allgemeine Einflussfaktoren (Medianwerte und Signifikanz)

Anhang 4

		n	Volumen (µl)		Konz. (µg/ml)		Gesamtgehalt (ng/st)	
			SFFR	Blut	Calp	IL-6	Calp	IL-6
Grund	Fehlbildungen	28	0,34	0,03	2027	0,196	716	0,084
	Tumorresektion	58	0,30	0,03	1802	0,051	602	0,018
	p-Wert		n.s.	n.s.	n.s.	n.s.	n.s.	n.s.
Freilegung	0-5 Jahre	46	0,31	0,03	1929	0,169	670	0,076
	6-10 Jahre	28	0,27	0,02	2126	0,005	512	0,001
	11-15 Jahre	12	0,36	0,02	1403	0,165	611	0,083
	p-Wert		n.s.	n.s.	n.s.	n.s.	n.s.	n.s.
Region	Mastoid	38	0,35	0,02	2001	0,28	754	0,10
	Orbita	40	0,24	0,03	1884	0,0	512	0,0
	Nase	6	0,47	0,05	1180	0,092	577	0,04
	p-Wert		*0,002*	n.s.	n.s.	*0,005*	n.s.	*0,001*
Region*	Mastoid	12	0,39	0,02	1802	0,314	813	0,136
	Orbita	40	0,24	0,03	1884	0,0	512	0,0
	Nase	6	0,47	0,05	1180	0,092	577	0,040
	p-Wert		*0,01*	n.s.	n.s.	*0,005*	n.s.	*0,001*
Art des Gewebes	normale Haut	79	0,30	0,02	1875	0,098	633	0,035
	abnormes Gewebe	7	0,44	0,07	2060	0,304	848	0,150
	p-Wert		*0,03*	*0,02*	n.s.	*0,06*	n.s.	*0,009*
Mimische Bewegung	nein	63	0,33	0,03	1779	0,198	650	0,083
	ja	23	0,24	0,02	2278	0,0	691	0,0
	p-Wert		n.s.	n.s.	n.s.	*0,01*	n.s.	*0,009*
Hautstrecken	0: = 0 mm	4	0,16	0,06	2408	0,092	573	0,04
	1: < 1 mm	49	0,30	0,02	1893	0,0	549	0,0
	2: = 1 mm	12	0,33	0,02	1900	0,176	855	0,065
	3: > 1 mm	21	0,45	0,05	1819	0,290	796	0,104
	p-Wert		*0,02*	*0,02*	n.s.	n.s.	*0,02*	*0,06*
Hautstrecken	1 (≤ 1 mm)	65	0,30	0,02	1963	0,010	607	0,002
	2 (> 1 mm)	21	0,45	0,05	1819	0,290	796	0,104
	p-Wert		*0,01*	*0,03*	n.s.	*0,03*	*0,01*	*0,01*
Tiefe	1-3 mm	62	0,30	0,02	1965	0,0	584	0,0
	4-6 mm	24	0,48	0,04	1757	0,298	829	0,11
	p-Wert		*<0,0005*	n.s.	n.s.	*0,002*	*0,003*	*<0,0005*
Implantat-System	Brånemark®	29	0,33	0,03	1963	0,106	561	0,056
	Straumann®	49	0,31	0,02	1785	0,098	662	0,035
	Epitec®	4	0,34	0,06	2563	0,375	661	0,085
	Ti-Epiplating®	4	0,25	0,05	3057	0,293	751	0,086
	p-Wert		n.s.	n.s.	n.s.	n.s.	n.s.	n.s.
Abutment	T-Line	15	0,33	0,02	1621	0,172	662	0,07
	X-Line	54	0,31	0,03	1884	0,068	602	0,02
	Steg	7	0,33	0,02	1967	0,546	495	0,09
	Plattenarm	6	0,25	0,05	2911	0,232	799	0,08
	p-Wert		n.s.	n.s.	n.s.	n.s.	n.s.	n.s.
Hygiene-Frequenz	täglich	66	0,30	0,03	1782	0,196	592	0,077
	alle 2-3 Tage	20	0,33	0,02	2068	0,010	745	0,002
	p-Wert		n.s.	n.s.	n.s.	n.s.	n.s.	n.s.
Hygiene-mittel	Wasser	36	0,32	0,03	1928	0,0	641	0,0
	H_2O_2	44	0,32	0,03	1782	0,265	692	0,087
	p-Wert		n.s.	n.s.	n.s.	*0,003*	n.s.	*0,001*
Krusten Index	0= keine	52	0,31	0,02	2075	0,068	692	0,025
	1= minimal	27	0,30	0,03	1688	0,141	462	0,057
	2= moderat	6	0,41	0,04	1180	0,293	577	0,086
	p-Wert		n.s.	n.s.	n.s.	n.s.	n.s.	n.s.

Tab. 22: SFFR, Blut, Entzündungsmarker und lokale Einflussfaktoren (Median, Signifikanz)
* Signifikanz bei Regionen wurde innerhalb der Gruppe (Tumorresektion) durchgeführt

Anhang 5

		n	Volumen (µl)		Konz. (µg/ml)		Gesamtgehalt (ng/st)	
			SFFR	Blut	Calp	IL-6	Calp	IL-6
Holgers-Score	keine Irritation	28	0,27	0,02	1768	0,004	555	0,001
	milde Irritation	27	0,31	0,01	1966	0,000	577	0,000
	gerötet, feucht	31	0,40	0,04	1819	0,279	853	0,102
	p-Wert		*0,01*	*0,004*	*n.s.*	*0,002*	*0,008*	*0,001*
Exsudat	kein	40	0,30	0,02	1836	0,004	535	0,001
	serös	27	0,35	0,02	1785	0,112	627	0,080
	eitrig	13	0,36	0,03	2040	0,239	844	0,073
	blutig	4	0,26	0,03	2476	0,239	529	0,060
	p-Wert		*n.s.*	*n.s.*	*n.s.*	*n.s.*	*0,01*	*n.s.*
Rötung	0 mm	42	0,30	0,02	1782	0,0	569	0,0
	1 mm	24	0,32	0,03	1921	0,109	634	0,056
	2 mm	7	0,30	0,05	2808	0,327	768	0,120
	3 mm	8	0,51	0,02	1654	0,339	629	0,157
	p-Wert		*n.s.*	*n.s.*	*0,05*	*0,04*	*n.s.*	*0,007*
Schmerzen	keine	66	0,31	0,02	1768	0,010	630	0,002
	durch Sonde	15	0,34	0,03	2355	0,247	504	0,110
	p-Wert		*n.s.*	*n.s.*	*n.s.*	*0,05*	*n.s.*	*0,02*
Blutung	keine	64	0,30	0,02	1782	0,004	569	0,001
	durch Sonde	17	0,37	0,08	2278	0,306	848	0,120
	p-Wert		*n.s.*	*<0,0005*	*n.s.*	*0,01*	*n.s.*	*0,01*

Tab. 23: SFFR, Blut und Entzündungsmarker und lokale Einflussfaktoren (Median, Signifikanz)

Anhang 6

			Klinische Hautirritation (Holgers-Score)			Gesamt	(p-Wert)
			0 = keine	1 = mild	2 = gerötet und feucht		
Allgemeine Einflussfaktoren	Geschlecht	Männer	10 (24%)	9 (22%)	22 (54%)	41 (43%)	0,01
		Frauen	21 (38%)	21 (38%)	13 (24%)	55 (57%)	
	Regelmäßiger Alkoholkonsum	Ja	23 (27%)	29 (34%)	34 (39%)	86 (90%)	0,003
		Nein	8 (80%)	1 (10%)	1 (10%)	10 (10%)	
Lokale Einfluss-Faktoren	Freilegungs-Zeitraum (in Jahren)	0-5	22 (42%)	16 (31%)	14 (27%)	52 (54%)	
		5-10	6 (20%)	12 (40%)	12 (40%)	30 (31%)	0,009
		10-15	3 (22%)	2 (14%)	9 (64%)	14 (15%)	
	Score Hautstreckung	G1(≤ 1 mm)	27 (38%)	27 (38%)	18 (25%)	7 (7%)	0,001
		G2(> 1 mm)	4 (17%)	3 (12%)	17 (71%)	51 (53%)	
	Sondierungstiefe (in mm)	1-3	26 (38%)	25 (37%)	17 (25%)	68 (71%)	0,001
		4-6	5 (18%)	5 (18%)	18 (64%)	42 (29%)	
	Gewebskontakt mit Epithese	keiner	31 (34%)	30 (33%)	30 (33%)	91 (95%)	0,008
		direkter	(0%)	(0%)	5 (100%)	5 (5%)	
	Hygienemittel	Wasser	15 (38%)	17 (44%)	7 (18%)	39 (43%)	0,03
		H_2O_2	16 (31%)	9 (18%)	26 (51%)	51 (57%)	
	Krusten-Ansammlung	0 = keine	21 (37%)	22 (39%)	14 (24%)	57 (60%)	
		1 = minimal	10 (33%)	4 (13%)	16 (54%)	30 (32%)	0,02
		2 = moderat	(0%)	4 (50%)	4 (50%)	8 (8%)	
Klinische Entzündungs-Merkmale	Exsudat	kein	24 (55%)	13 (29%)	7 (16%)	44 (46%)	
		serös	6 (21%)	14 (48%)	9 (31%)	29 (30%)	<0,0005
		eitrig	1 (6%)	3 (19%)	12 (75%)	16 (17%)	
		blutig	(0%)	(0%)	7 (100%)	7 (7%)	
	Rötung	0 mm	31 (65%)	15 (31%)	2 (4%)	48 (51%)	
		1 mm	(0%)	13 (49%)	16 (55%)	29 (31%)	<0,0005
		2 mm	(0%)	2 (25%)	6 (75%)	8 (8%)	
		3 mm	(0%)	(0%)	9 (100%)	9 (10%)	
	Schmerzen	keine	31 (42%)	24 (33%)	18 (25%)	73 (79%)	<0,0005
		durch Sonde	(0%)	6 (32%)	13 (68%)	19 (21%)	
	Blutungs-Index	kein	30 (41%)	26 (35%)	18 (24%)	74 (80%)	<0,0005
		durch Sonde	1 (6%)	4 (22%)	13 (72%)	18 (20%)	

Tab. 24: Holgers-Score in Korrelation mit allg. u. lokalen Einflussfaktoren sowie Entzündungsmerkmalen

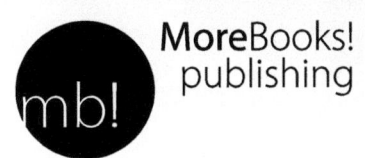
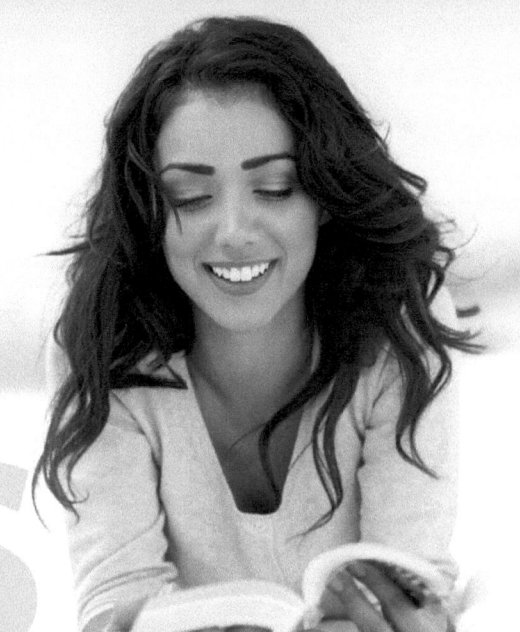

i want morebooks!

Buy your books fast and straightforward online - at one of world's fastest growing online book stores! Environmentally sound due to Print-on-Demand technologies.

Buy your books online at

www.get-morebooks.com

Kaufen Sie Ihre Bücher schnell und unkompliziert online – auf einer der am schnellsten wachsenden Buchhandelsplattformen weltweit! Dank Print-On-Demand umwelt- und ressourcenschonend produziert.

Bücher schneller online kaufen

www.morebooks.de

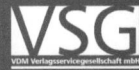

VDM Verlagsservicegesellschaft mbH
Heinrich-Böcking-Str. 6-8
D - 66121 Saarbrücken

Telefon: +49 681 3720 174
Telefax: +49 681 3720 1749

info@vdm-vsg.de
www.vdm-vsg.de

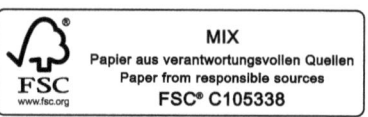

Printed by Books on Demand GmbH, Norderstedt / Germany